大腸がんになった人がすぐ読む本

～腸の名医が教える不安をなくす治療の知識

著者　松生恒夫

まえがき

２０２０年11月、国立がん研究センターはがん患者の部位別10年生存率を公表しました。次頁の表を見ますと大腸がんの生存率は68・７％と比較的成績良好なデータなのです。つまり、大腸がんは早期に発見できれば、治りやすいがんであり、ステージのランクが低ければ良好な結果が得られるがんなのです。そこで現在、増加傾向がとまらなく、なおかつ、女性のがん死の１位、男性のがん死の３位である大腸がんに対して負けない方法を考えてみたいと思うのです。

では、そのような方法を具体的にどうすればよいのか、これはなかなか困難な問題です。

そこで、私案ではありますが、大腸がんに負けない10の術を最初に提案したいと思います。そしてこの10のポイントを具体的に知りたければ該当する個所から読んでいただければよいのです。

がんの部位別10年生存率（%）

	病期（ステージ）				全体 ※カッコ内は5年生存率
	1期	2期	3期	4期	
食道	70.4	38.3	19.6	8.1	31.8（48.9）
胃	90.8	58.6	37.0	5.9	66.8（74.9）
大腸	94.4	83.3	73.4	13.3	68.7（76.5）
肝臓	27.8	17.0	6.4	2.3	16.1（38.1）
胆のう・胆道	47.7	18.1	11.6	1.2	19.1（28.9）
膵臓	35.3	10.0	3.1	1.2	6.2（11.1）
喉頭	84.6	61.8	62.7	31.3	63.3（82.0）
肺	67.1	31.3	12.3	2.2	32.4（46.5）
乳（女性）	98.0	88.4	63.8	19.2	86.8（93.6）
子宮頚	89.0	68.6	47.9	20.2	68.7（75.7）
子宮体	93.1	89.5	60.5	13.9	81.6（86.3）
卵巣	83.6	54.7	26.8	12.3	48.2（65.3）
前立腺	100	100	97.7	45.5	98.8（100）
腎臓など	89.5	67.4	56.3	11.6	62.8（69.9）
膀胱	73.6	65.0	48.7	9.3	61.1（68.5）
甲状腺	100	100	96.2	57.3	85.7（92.6）

※病期はがんの進行度を示す指標で、4期が最も進んでいる段階
※がんの大きさや広がり、リンパ節や他の臓器への転移などを基に判定する
※国立がん研究センターなどの研究班発表の資料参照

＜大腸がんに負けないための10のポイント＞

①便潜血反応でチェックする
②急に排便の状況が1か月の間に変化（便が細くなる、便秘がちになる、血便が出る等）があったら専門医へ
③40歳を過ぎたら、一度は大腸内視鏡検査を受ける
④大腸がんと言われたら、ステージを確認する
⑤大腸がん治療に向かう方法
⑥手術が必要と言われた時の選択の方法
⑦直腸がんと言われたら、打ち勝つ方法
⑧大腸がんの術後管理方法を知る
⑨大腸がん術後の食事療法を知る
⑩大腸がんに罹患しにくい食事療法と生活療法を知る

以上の内容で自分に当てはまる所をチェックし、対応する項目の所を読んでください。

目次

と／こんな時どうする⁉

6章 再発予防の食事術

大腸がんに負けない食事方法を知る／主食をFI値で比較／腸をよくするためにもっとも大切なのは食事／大腸がんの危険因子／肥満によるがんと発がんの機序／世界がん研究基金によるがん予防のための提言／身体活動と大腸がん／大腸がんと肥満〜メタボリック・シンドローム／大腸がんと食物繊維／大腸がん術後と食物繊維／地中海型食生活はがん死や主要疾患の予防に有益である／地中海型食生活と大腸がんとの関連／大腸がんと活性酸素／エキストラバージン・オリーブオイルのポリフェノールと大腸がん／ESMOによる地中海型食生活の有用性に関する報告／大腸がんとEPA・DHA／地中海型食生活が大腸がん抑制につながると考えられる前向きな検討／栄養素の中でも特に葉酸が注目されている／葉酸をサプリメントで摂る／ブロッコリーとがん予防／「野菜は大腸がんを予防しない」とい

1章　大腸がんとは

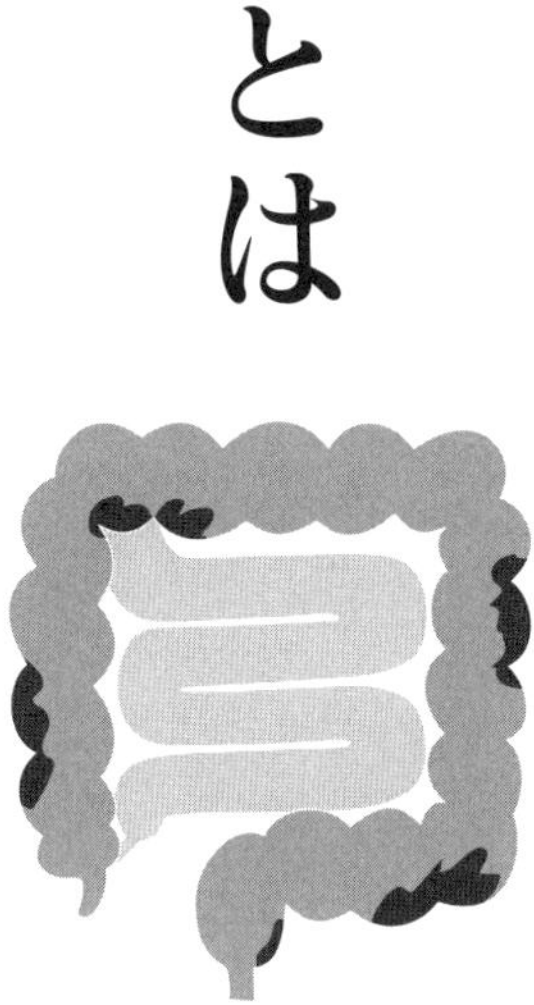

＜そもそもがんとはどんなもの？＞

大腸がんとは、いったいどんなものなのでしょうか。そもそも、がんとはいったいどんなものなのでしょうか。意外と単純なことですけれど、明確にしておかなければなりません。通常人間の細胞は、何らかのコントロールを受けていますが、このコントロールの枠から外れて、必要とされる量を残して細胞が増殖し続けることがあるそうです。その結果、増殖した余分な細胞は、ひとつの集団をつくります。この集団がひとつのかたまりとなったものを腫瘍と呼ぶそうです。腫瘍には、良性のものと悪性のものがあり、この悪性のものががんということになります。

では、この悪性腫瘍(1)、つまりがんの特徴としては、どういうことがあげられるのでしょうか。

それは、3つの特徴があげられます。

①自律性増殖
②浸潤と転移
③悪液質

の3つです。

ひとつめは、自律性増殖についてです。がん細胞は、ヒトの正常な新陳代謝の都合を考えず、自律的に増殖を続け、止まることがないのです。

ふたつめは、浸潤と転移についてですが、浸潤とは、悪性細胞（がん細胞）が経時的に周囲組織に侵入し、腫瘍が拡大していくことです。では、転移というと、悪性細胞（がん細胞）が1番目にできた腫瘍から離脱して、血液またはリンパ系に入って流れにそって体のさまざまな部位に移行し、そこで新たな腫瘍をつくることです。そして最後に悪液質についてです。悪液質とは、栄養状態の悪化により、体が衰弱した状態のことです。

ところで、良性腫瘍であっても、自律性増殖を認めることがあります。大腸に関していえば、大腸ポリープ(2)には、良性腫瘍である、腺腫(3)、過形成ポリープ、炎症性ポリープなどがあげられます。このようなポリープは、増殖を示すことがあるのです。しかも腺腫が増殖を続けるうちに、浸潤と転移を起こすように変化することがあるのです。つまり、腺腫はがん化することがあるのです。したがって後述するように腺腫切除してしまった方がよいのです。また過形成ポリープの一部（鋸歯状腺腫（4））もがん化することがあるので、注意が必要です。

＜大腸がんの死亡率は女性で1位、男性で3位＞

国立がん研究センターの統計によれば、結腸がんを合わせた大腸がんに罹患した人の数は10万７８００人（２００６年）、２００１年以降10万人前後を行ったり来たりしています。

１９７５年には１万８０００人でしたから、30年余りで6倍近くに増えたことになります。大腸がんは発見が早ければ治る確率が高い、比較的たちのいいがんなのですが、それでも、２０１０年には、男女合わせて約４万４２００人の方が亡くなっています。１９５５年には４２００人程度でしたから、この50年余りで実に10倍以上に増加したことになります。

また、大腸がんによる死亡率を他のがんと比べると、男性の場合、肺がん、胃がん、に続いて第3位、女性では大腸がんが第1位なのです。

国立がん研究センターでは、大腸がんが増え始めたころから、「近い将来、

主ながんによる死亡数の推移

	部位	昭和30年	昭和40年	昭和50年	昭和60年	平成7年	平成15年	平成22年
男	大腸	2,079	3,265	5,799	10,112	17,312	21,024	23,914
	胃	22,899	28,636	30,403	30,146	32,015	32,136	32,928
	肝臓	4,877	5,006	6,677	13,780	22,773	23,382	21,498
	肺	1,893	5,404	10,711	20,837	33,389	41,615	50,369
女	大腸	2,160	3,335	5,654	8,926	13,962	17,878	20,314
	胃	14,407	17,749	19,454	18,756	18,061	17,392	17,185
	肝臓	3,700	3,499	3,696	5,192	8,934	10,713	11,251
	肺	818	2,321	4,048	7,753	12,356	15,086	19,409
	乳房	1,572	1,966	3,262	4,922	7,763	9,805	12,454
	子宮	7,289	6,689	6,075	4,912	4,865	5,298	5,928

（人）

主ながんによる死亡数の推移

	部位	昭和30年	昭和40年	昭和50年	昭和60年	平成7年	平成15年	平成22年
男	大腸	4.7	6.8	10.6	17.1	28.4	34.1	38.8
	胃	52.2	59.4	55.6	51.1	52.6	52.2	53.5
	肝臓	11.1	10.4	12.2	23.3	37.4	37.9	34.9
	肺	4.3	11.2	19.6	35.3	54.8	67.5	81.8
女	大腸	4.8	6.7	10.0	14.6	22.0	27.7	31.4
	胃	31.7	35.5	34.4	30.6	28.5	27.0	26.5
	肝臓	8.1	7.0	6.5	8.5	14.1	16.6	17.4
	肺	1.8	4.6	7.2	12.7	19.5	23.4	30.0
	乳房	3.5	3.9	5.8	8.0	12.2	15.2	19.2
	子宮	16.0	13.4	10.7	8.0	7.7	8.2	9.1

（人口10万人）

大腸がんが死亡率の第1位になる」と予想していましたが、予想よりもはるかに速いスピードで増えています。大腸がんは、非常に身近な病気になってきているのです。

大腸がんは高齢者の病気と思われがちですが、実はそうではありません。私が以前勤務していた松島クリニックでの、2001〜2008年までの8年間に大腸がんが見つかった5390人の年齢構成を調べたデータがあります。それによると、30代の方では早期がん123人、進行がんが12人でしたが、40代の人ではそれぞれ446人、50人と飛躍的に多くなります。内視鏡検査を中心とする「日本消化器がん検診学会」の全国調査（2005年）の結果も、40代以降の大腸がんが増えつつあることを示しています。

また、39歳以下と40〜44歳までの年齢とで、大腸がんの発生源と考えられている「腺腫（ポリープ）の一種で良性腫瘍」の発見数を比較すると、後者が約2倍も多いのです。

さらに、大腸検診での大腸がんの発見率を見ても、35〜39歳のグループと40〜44歳のグループとでは、やはり後者が約2倍も多く見つかります。

40代からは、大腸がんの危険性を意識しなければならない年齢なのです。

現時点では、大腸がん予防の第一番の手段は、大腸内視鏡検査です。

大腸内視鏡検査は唯一、医師が直接、腸の中を見ることのできる検査です。これによって大腸がんやポリープ、炎症性腸疾患などの病気を早期発見することができます。便秘や下痢、腹痛といった消化器の不調の原因には、がんなどの病

大腸がん患者の年齢構成

	早期がん	進行がん	合計
20代	3人 (0.1%)	0人 (0.0%)	3人 (0.1%)
30代	123人 (2.9%)	12人 (1.0%)	135人 (2.5%)
40代	446人 (10.5%)	50人 (4.3%)	496人 (9.2%)
50代	1,099人 (26.0%)	248人 (21.5%)	1,347人 (25.0%)
60代	1,329人 (31.4%)	377人 (32.6%)	1,706人 (31.7%)
70代	1,052人 (24.8%)	385人 (33.3%)	1,437人 (26.7%)
80代以上	183人 (4.3%)	83人 (7.2%)	266人 (4.9%)
合計	4,235人 (100.0%)	1,155人 (100.0%)	5,390人 (100.0%)

(2001～2008年大腸内視鏡で大腸がんが見つかった人)

気によって起こる「器質性」のものと、特に原因のない「機能性」のものとがあります。

つまり、不調があったら、病気がないかどうかの検査を受けることがとても大事なのです。たとえば、便秘の症状でやってきた30代の女性に大腸がんが見つかり、驚くこともあります。また、下痢と腹痛が続き、「ストレスからくるものだ」と思いこんでいた40代の会社員の方に大腸内視鏡検査を行ったところ、難治性潰瘍腸疾患のひとつである潰瘍性大腸炎が見つかった例もあります。便秘や下痢の症状が続いている方には、心配を一掃するためにも、大腸内視鏡検査を受けていただくのが一番です。

＜大腸がんは地域によって罹患率と死亡率が異なるのか＞

大腸がんは、日本全体で見ると、罹患率、死亡率とも増加傾向を認めます。しかし、その値は県別に見ていくと大なり小なり異なるのです。これは、地域による食習慣、生活習慣などの差異によると考えられます。

都道府県別大腸がん（男性）の罹患率＆死亡率

	罹患率（%）	死亡率（%）
全国	68.8	21.1
北海道	71.6	22.6
青森県	93.1	28.7
岩手県	77.0	21.4
宮城県	71.2	18.7
秋田県	94.7	23.9
山形県	69.0	18.3
福島県	70.2	24.1
茨城県	66.4	25.5
栃木県	72.2	23.9
群馬県	69.5	22.8
埼玉県	67.3	22.1
千葉県	53.9	20.8
東京都	72.0	22.4
神奈川県	65.5	21.4
新潟県	76.9	21.5
富山県	78.7	19.6
石川県	66.3	17.9
福井県	68.6	19.7
山梨県	59.3	20.1
長野県	64.2	17.6
岐阜県	63.0	19.2
静岡県	64.0	20.7

愛知県	65.6	20.7
三重県	71.9	19.7
滋賀県	67.6	17.4
京都府	73.4	20.5
大阪府	72.7	22.5
兵庫県	71.1	20.5
奈良県	61.5	17.7
和歌山県	74.0	23.0
鳥取県	81.8	23.3
島根県	68.2	20.1
岡山県	63.1	18.1
広島県	77.4	18.2
山口県	71.6	20.5
徳島県	65.6	22.8
香川県	58.9	17.9
愛媛県	71.5	20.2
高知県	57.3	21.5
福岡県	72.2	20.9
佐賀県	69.3	17.1
長崎県	77.3	22.3
熊本県	59.6	17.6
大分県	48.9	17.6
宮崎県	64.8	17.7
鹿児島県	59.2	18.3
沖縄県	89.5	26.1

（人口10万人）
2015年全国がん罹患モニタリング集計

都道府県別大腸がん（女性）の罹患率＆死亡率

	罹患率（%）	死亡率（%）
全国	41.5	12.1
北海道	41.0	13.5
青森県	48.2	16.2
岩手県	49.4	14.6
宮城県	44.0	10.9
秋田県	53.2	13.5
山形県	42.2	12.0
福島県	35.6	11.9
茨城県	39.0	14.1
栃木県	41.0	12.2
群馬県	41.9	12.6
埼玉県	38.9	11.0
千葉県	30.9	11.0
東京都	41.8	12.2
神奈川県	41.3	13.0
新潟県	46.3	11.8
富山県	49.0	12.4
石川県	43.2	11.1
福井県	39.4	11.1
山梨県	35.8	12.1
長野県	42.3	11.2
岐阜県	43.6	13.2
静岡県	37.8	11.4

愛知県	44.2	12.9
三重県	39.8	11.5
滋賀県	43.0	10.7
京都府	47.2	11.7
大阪府	44.2	13.2
兵庫県	43.9	12.6
奈良県	43.9	10.0
和歌山県	42.2	13.5
鳥取県	44.3	10.2
島根県	42.1	10.8
岡山県	38.9	9.0
広島県	48.0	11.3
山口県	41.8	11.8
徳島県	36.2	9.9
香川県	36.9	11.4
愛媛県	40.3	11.2
高知県	32.0	8.6
福岡県	45.3	13.2
佐賀県	39.3	10.5
長崎県	45.6	12.3
熊本県	37.1	10.5
大分県	30.4	9.6
宮崎県	42.0	11.5
鹿児島県	36.9	10.8
沖縄県	41.4	12.3

（人口10万人）
2015年全国がん罹患モニタリング集計

＜大腸がんはなぜ発生するのか？＞

大腸がんの発生原因は、現在でも不明です。大腸がん発生のもととなるのが、大腸腺腫で約70％といわれていますが、その他にもダイレクトに大腸がんが発生するタイプ（陥凹型大腸がん）も存在するのです。では大腸がんの原因物質はというと未だ不明なのです。しかし、しだいに解明されつつもあるのです。その例として、2019年6月7日、アメリカの科学誌ネイチャー・メディシン電子版に、谷内田真一大阪大学教授（がんゲノム情報⑤）らの研究が掲載されました。その内容は、谷内田教授らが大腸内視鏡検査を受けた616人の患者から便を採取し、この便の中に含有される細菌の遺伝情報を分析したのです。

これは、健常者、大腸ポリープ、初期のがん（上皮内がん）、早期がん、進行がんと、進行するごとに腸内細菌の種類や量がどう変化するのかを調べたのです。その結果、アトポビウム・パルブルムなど2種類の細菌が、大腸ポリープや初期がんの患者では健常者の人と比較して2～3倍多いことが判明したそうです。進行がんになると、この2種類の細菌が他の細菌と一緒に働き、大腸の細胞の遺伝子を傷つけたり、免疫の機能を低下させたりして、がんの発症に関与している可能性があるとしています。この様に、大腸がん発症に関する研究は、日々進んでいるのです。

＜がんと遺伝の関連性＞

原因不明な大腸がんですが、一部の大腸がんは家系的に存在することも判明しています。大腸がん発生に関して、家系的に関与する特殊な場合があるので紹介します。２０１０年10月28日の「読売新聞」紙上で、遺伝するがんとしてリンチ症候群が大きく取り上げられました。では、このリンチ症候群とは、いったい何なのでしょうか。まずは、その発端についてです。１９１３年、アメリカの病理学者ワルチンは、家族内に胃がん、大腸がん、子宮がんが多発する一家系を報告し、その原因に遺伝的な要因を想定しました。その後、このがん家系症候群に関してはリンチらの精力的な研究によって、１つの疾患単位として認められ、ボランドらによってＬｙｎｃｈ ｓｙｎｄｒｏｍｅ（リンチ症候群）と名付けられました。そして遺伝性大腸がんに関する国際的な認識の必要性から、1989年にICG－HNPCCが発足しました。このHNPCCとは遺伝性非ポリポーシス(6)性大腸がんの略名なのです。つまり遺伝的な要因を有して発症する大腸がんには主に2つの疾患があり、その1つが家族性大腸腺腫症（大腸内視鏡検査を行っているとまれに1人で30〜50個以上ものポリープを認め、主に腺腫であっても一部に大腸がんが含まれているようなタイプ）であり、もう1つは前述のHNPCCなのです。このHNPCCは、原因遺伝子を含めてその発がん機序の全体がいまだ不明であり、現時点ではその診断基準、診断後のマネージメントなどについて、統一した見解が得られていないのです。たとえば30〜40歳代の人でときに大腸がんを発見しますが、家族内に大腸がんの人が多いときがあるので、このHNPCCに属するのではないかと考えられるのです。このようなHNPCCですが、1990年にアムステルダムの会議においてHNPCCもしくはリンチ症候群と呼ぶことが確認されたのです。ではこのHNPCCの診断基準について述べておきます。

まずはアムステルダム診断基準についてです。

①第一度近親者（親、子、同胞）を含む3名以上の血縁者が組織学的に確認さ

れた大腸がんに罹患していること、ただし家族性大腸腺腫症を除く
②少なくとも継続する二世代にわたり罹患者がいること
③罹患者の1名は50歳未満で診断されていること
本邦における臨床診断基準についてです。
A群：第一度近親者に発端者を含め、3例以上の大腸がん患者を認める大腸がん
B群：第一度近親者に発端者を含め、2例以上の大腸がんを認め、なおかつ、いずれかの大腸がんが次の①〜④のいずれかの項を満たす大腸がん
①50歳以下の若年性大腸がん
②脾湾曲より近位側の右側大腸がん
③同時性あるいは異時性大腸多発がん
④同時性あるいは異時性他臓器重複大腸がん
アムステルダム診断基準Ⅱ（改訂版）についてです。

3名以上の血縁者がHNPCC（大腸がん、子宮内膜がん、小腸がん、腎盂・尿管がん）に罹患しており、かつ以下のすべての条件に合致していること

①罹患者の1名は他の2名の第一度近親者であること
②少なくとも継続する二世代にわたり罹患者がいること
③罹患者の1名は50歳未満で診断されていること
④家族性大腸腺腫症が除外されていること
⑤がんの診断が組織学的に確認されていること

HNPCCの理解が進歩したのは、1993年に報告されたDNA複製エラーおよび1993年から1995年にかけて相次いで単離されたミスマッチ修復遺伝子の発見によるといわれています。最近ではDNA複製エラーの結果、HNPCCの腫瘍組織のDNAで生じる異常は、MSIとして、比較的簡便なアッセイ（分析方法）で解析できることから、HNPCCの診断の一助ともなっています。ただし、大腸がんの10～15％がMSI陽性となることが報告されており、MSIはHNPCCだけに特異的に認められる現象ではないのです。

では、HNPCCの保因者に対しては、どうすべきなのかというと、大腸内視鏡検査、子宮、卵巣、胃、尿路系の定期検診が推奨されています。リンチらは、大腸がんを発症したHNPCC患者225例についての調査で、大腸内視鏡検査施行後あるいは手術後5年以内に特異性大腸がんを発症するリスクは10・2％と述べています。予防手術としては、大腸全摘あるいは閉経後女性の場合には、子宮卵巣合併切除などが行われる場合もありますが、その評価についてはは定まっていないのが現状です。

＜大腸がんの自覚症状＞

大腸がんには、早期大腸がんと進行がんがありますが、早期大腸がんでは、ほとんど自覚症状が認められません。

便秘は大腸がんの原因となる可能性があるだけでなく、大腸がんそのものの症状である

HNPCCフォローアップのためのガイドライン（ICG‐HNPCC）

部位	方法	開始年齢	実施間隔
大腸	大腸内視鏡検査	20～25歳	2年ごと
子宮および卵巣	内診 経腟超音波検査 CA125測定	30～35歳	1～2年ごと
胃	胃内視鏡検査	30～35歳	1～2年ごと
尿路系	超音波検査 尿検査	30～35歳	1～2年ごと

ただし、胃、尿路系に関しては、家系内にその部位のがんが認められた場合に行う

こともあります。

がんがある程度大きくなると、その表面から出血が起こり、便に血が混じるようになります。それと同時に大腸の内腔が狭くなるので、便の通過障害も起こってきます。そのため、「便が細くなる」「排便の後も便が残っているような感じがある」といった排便異常が見られることがあるのです。こうした症状は、がんが肛門から近い場所にできたときに、気づきやすい症状です。最も小腸に近いところでは、出血が起きていても、肛門から遠く離れているために血便が発見されにくく、気づかないほうが多いのです。実際、私が524人の早期大腸がんの方におもな自覚症状についてうかがった調査でも、5割以上

便秘は大腸がんの症状である場合も！

＜早期大腸がん患者 524 人の主な自覚症状＞	
便秘	103 人（20%）
軟便～下痢	103 人（20%）
下血	41 人（8%）
便潜血検査陽性	27 人（5%）
自覚症状なし	324 人（62%）

松島病院大腸肛門病センターにおいて松生調査

の方が「自覚症状がなかった」と答えています。

つまり、大腸がんの早期発見には、定期的に検査を受けることがとても大切になってくるわけです。

次章では大腸がんの早期発見にもっとも有効な検査である大腸内視鏡検査について、詳しく見ていきましょう。

（1）悪性腫瘍
悪性腫瘍とは、発育が速く、周囲の組織を破壊し、血液やリンパによって他の場所に転移しやすい腫瘍のこと。上皮系の皮膚、粘膜、腺などから発生するものが癌腫、非上皮系の結合組織、骨、軟骨、リンパ節などに発生するのが肉腫で、両者を合せて一般的にがんと称する。対して全身への影響の少ない、発育速度がゆるいか、停止する傾向を持ち、転移や再発を起すことのまれな腫瘍を良性腫瘍という。

（2）大腸ポリープ
大腸の粘膜の一部がイボ状に盛り上がり、大腸の空間部分（内腔）に突出したものを指す。大腸ポリープのなかでも最も生じる頻度が高いものが「腺腫性ポリープ」。

（3）腺腫

乳頭腫とともに良性の上皮性腫瘍の群に属する腫瘍で、胃、腸管、乳腺、卵巣、甲状腺などにしばしば発生する。アデノーマともいう。

（4）鋸歯状腺腫

大腸ポリープのひとつで、大きくなるにつれてがん化することも多い。

（5）がんゲノム情報

がん患者の腫瘍部および正常部のゲノム情報を用いて、治療の最適化・予後予測・発症予防を行う医療行為を「がんのゲノム医療」という。

（6）遺伝性非ポリポーシス

50歳未満で大腸がんが発症した場合に疑われる遺伝性の大腸がん。DNAの複製に間違いが生じてしまうミスマッチを修復しようとする遺伝子（ミスマッチ修復遺伝子）の変異が原因といわれる。

2章
検査の種類と重要性

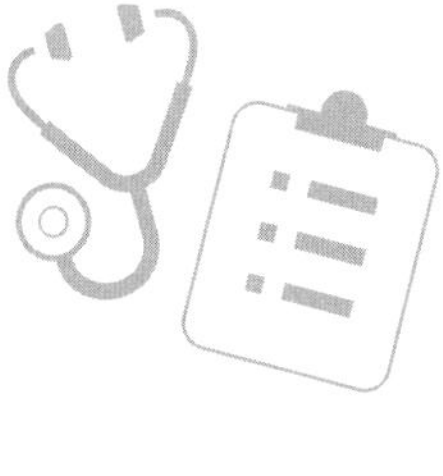

＜腸の検査のいろいろ＞

現在、腸の病気を調べる検査では、大腸内視鏡検査を含め、代表的なものとして次の5つがあります。検査の内容と、それぞれのメリットとデメリットについて、紹介していきます。

①便潜血検査
②注腸X線検査（バリウム検査）
③カプセル内視鏡
④CTコロノグラフィー
⑤大腸内視鏡

２０１６年の厚生労働省の調査によれば、大腸がん検診の受診率は男性44・5％、女性38・5％と半分以下にとどまっています。厚生労働省が２０１２年に発表した「がん対策推進基本計画」の目標値である50％にもおよんでいません。

また、大腸がん検診（便潜血検査）を受けた人で陽性になった人の割合は約7％です。が、そのなかできちんと精密検査（大腸内視鏡検査）を受けた人も

70・1%にとどまっています（厚生労働省、2017年）。

スクリーニングに使用される便潜血検査は大腸がんの死亡率を60%低下させるとの報告があり、有効性が確立しています。

便潜血検査は毎年受けることが望ましいとされています。

大腸がんの場合、がんの発生から発症まで期間は約7年あるといわれています。便潜血検査を毎年受けていれば、発症までの間に最大7回受けられることになり、そのうち1回でも陽性になれば、そのあとに行う精密

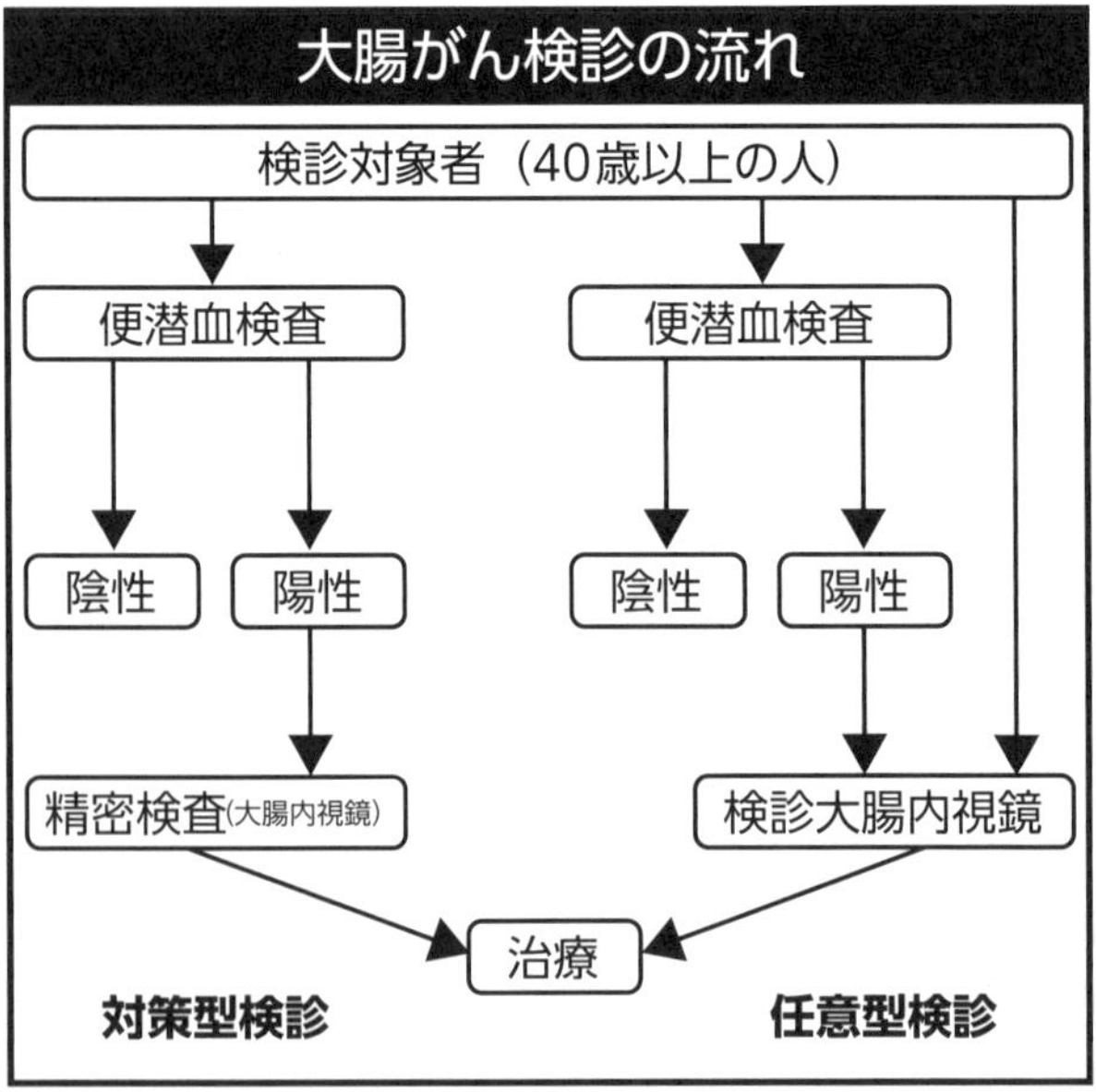

検査（大腸内視鏡）で大腸がんのほとんどを発見できることが示唆されます。

ところで、便潜血検査を毎年受けると、年々、発見率が上昇していくことがわかっています。5年目には95％（無症状の大腸がん保持者が5年連続で便潜血検査を受けたときに1回でも陽性になる確率）と、大腸内視鏡検査の発見率と同等になるのです。

便潜血検査は、一番ポピュラーといわれています。専用の容器に少量の便を入れて提出し、便の中に血液が混じっていないかを調べる検査方法です。厚生労働省が推奨する大腸がん検診の方法としてよく知られています。がんやポリープなどで消化管から出血が認められると、便の中に血液が混じります。大量の出血がある場合は、便の色が赤くなったり、黒いタール様の便となったりするので肉眼でも判明可能ですが、少量の出血ではほとんどわかりません。便潜血検査では、肉眼では確認できないごくわずかな血液が検出可能なのです。便潜血検査で陽性反応を認めた場合、大腸がんの疑いがあり、第2段階の検査として、大腸内視鏡検査や注腸X線検査などが行われることになります。以上のことより一般的には、この検査を年に一度受けるようすすめられています。

大腸がん検診の感度

			感度（異常を見つける確率）
大腸内視鏡検査	95 ～ 97.5%		
便潜血検査	スクリーニング感度（30.9 ～ 88.9%）		
	プログラム感度	1回	45%
		2回	70%
		3回	83%
		4回	91%
		5回	95%
		6回	97%
		7回	99%

便潜血検査は、簡単で体の負担が少ないという点が長所です。しかし、この方法は、「大腸がんを見つけるためのスクリーニング（ふるい分けの）検査」としての意味合いが大きいのです。広く大腸の病気を見つけることのできる検査ではないのです。便潜血検査が有用なのは、「消化器からの出血の発見」です。つまり、大腸がんでも出血しないタイプのものは反応が陽性にならないのです。進行がんであっても、検査のときに採取した便に血液が含まれていなければ、発見不可能なこともあるのです。

＜便潜血検査ではがんを見落とす恐れあり＞

あえていえば、「便潜血検査では、大腸がんを見落としてしまう可能性が大いにある」といえるのです。

検査の有用性を上げるために、近年では、曜日を変えて免疫法（ヒトのヘモグロビン(1)のみを検出する方法を2回行うことがすすめられています。しかし、すべてのがんを拾い上げることはできません。

また、早期がんやポリープなどをともなわない平坦ながんでは出血しないこともあります。便潜血検査が陰性だからといって、大腸がんではないとはいいきれないのです。

一方、陽性であっても実際にがんではない場合（偽陽性という）も多くあるのです。実際にがんと診断されるのは陽性となった人のごく一部です。偽陽性の原因には、痔核（いぼ痔）からの出血もあります。また、現在増加中の潰瘍性大腸炎などの炎症性腸疾患もあげられます。

バリウム検査は注腸X線検査のことです。下剤で排便させた大腸の中に肛門からバリウム（造影剤）を注入し、空気を入れて膨らませ、レントゲンで撮影して異常を見つける検査です。大腸がんやポリープはバリウムをはじくので、黒い影でわかります。しかし、X線画像は、大腸内視鏡のように大腸の中を直接見るものではありません。とくに、大腸の10ミリ以下の小さな病変、凹凸のない病変は発見しにくいのです。現在では、第一選択として大腸内視鏡検査が行われるようになりました。

カプセル内視鏡は、近年普及してきたもので、おもに小腸の新しい検査法です。2・5センチほどのカプセルには、LEDランプ、カメラ、無線装置が内蔵されています。このカプセルを飲んで小腸を通過しながら画像を撮影し、腹部に装着したデータレコーダーに無線で転送します。カプセルが小腸を通過し撮影が終わると、データレコーダーを取り外し、コンピュータで画像処理をして、医師が診断します。朝飲んで8時間後にデータレコーダーを取り外すまで、仕事や家事をすることが可能です。カプセル内視鏡は、これまで検査が困難であった小腸の病気を発見できる可能性が広がりました。狭く曲がりくねっているうえに、4〜

便潜血検査が陰性でも大丈夫とはいえない！

＜便潜血検査の有効率＞			
病変	発見例数	便潜血検査陽性	有効率
大腸がん	150	71	47.3%
（進行がん）	34	26	76.5%
（早期がん）	116	45	38.8%

（山地裕、岡本真、川辺隆夫、他：便潜血反応による大腸がんのスクリーニングの意義 臨床成人病３０（６）：７１９−７２４　２０００より）

5メートルと長い小腸には、大腸内視鏡のような挿入型の検査器具を入れることが難しかったのです。原因不明の消化管出血や貧血がある、黒色便が出るなどの症状があるのに、上部消化管内視鏡検査や大腸内視鏡検査を受けても、原因がわからない場合などにはよいのです。ただし、消化管の生理的狭窄部位(2)で、カプセルが滞ることがあるので注意が必要です。

CTコロノグラフィー（CTC）は、マルチスライスCTで大腸の輪切り像を高速で撮影し、コンピュータでデータ処理をすることで、大腸の立体画像を得ることのできる装置です。要は注腸レントゲン検査の代わりなのです。欧米では、大腸がん検診の方法として普及しつつあります。日本では現在のところ、高齢だったり、大腸内視鏡検査が困難な例や、腸の癒着などによって腸の曲がりが著しく、大腸内視鏡の挿入にリスクがともなう例に行われています。苦痛はほとんどなく、撮影は10分前後で終了します。そのあと、画像処理を行って、実際の内視鏡で観察しているような画像や、大腸を切り開いた画像などを立体的に再構成します。ただし、1センチ以下の小さな病変を見つけることについては、大腸内視鏡検査のほうが有用です。また、下血などを認める炎症性腸疾患の診断には内視鏡検査が第一選択となりますので、あくまでリスクのある方に限定して行われる検査と考えたほうがいいでしょう。

＜大腸内視鏡検査＞

大腸内視鏡検査は、大腸がんを減らすには有用なのです。太さ11～13ミリ、長さ1・4メートルほどのやわらかいチューブ状の器具の先端に超小型の高性能カメラ（電子スコープ）がついています。これを肛門から、大腸の中に挿入していきます。この超小型の高性能カメラで撮影した腸内の画像は、電気信号にかえられて、モニター画面に送られます。映像はカラーで、最近はハイビジョンの内視鏡が開発されています。その結果、画像の精度はどんどん進歩しています。

大腸内視鏡検査のすぐれている点をまとめると、次の3つになります。

①直接、病変を観察できる

内視鏡検査では「直接見る」ことで、判断に困ることがきわめて少ないという長所があります。

②必要によっては一部を採取して検査に回すことが可能である

検査の最中に大腸がんやポリープ、そのほかの病変が見つかれば、組織の一部を生検して、病理検査に回すことができます。

③検査のときに大腸や直腸の一部の治療もできる

また、見つかったのが小さながん（早期がん）やポリープなどは、可能であればその場で切除してしまうこともできます。つまり、現時点で診断から治療までが可能な唯一の方法なのです。

＜今すぐ大腸内視鏡検査を受けるべき人＞

大腸内視鏡検査は、症状があってもなくても、ぜひ一度は受けるべき検査です。特に、すぐに受けていただきたいのは、以下の項目に当てはまる方たちです。

①40歳以上になった人

大腸がんやその温床となる大腸ポリープは、40代に入ると急増します。以前私が勤務していた松島クリニックで2001～2008年に大腸内視鏡検査を受けた人のうち、40代では、早期がん、進行がんを合わせて約3％の人に大腸がんが見つかっています。がんの発見率はその後、50代、60代と年を取るにつれて増えてきますが、40代からは危険ゾーンといえるでしょう。以前私が調査したデータでもほぼ同様な結果でした。一度、検査を受けて何も異常がなければ、見逃しを防ぐために（大腸内視鏡検査の精度はよくて90％といわれています）1年後にもう1回受け、その後は医師の指示にもよりますが、2～3年くらい間隔をあけても問題はないでしょう。新たなポリープができるまでには、このくらいの期間が必要だと考えられているからです。もっとも、何か症状が出た場合には、2～3年に1回ということにとらわれず、すみやかに受診し、必要に応じて検査を受けた方がよいのです。

②よく便秘になる。ここ1か月で急に、便秘を認めるようになった

便秘には明らかな原因のない機能性便秘と、大腸がんなどの病気が原因で起こる器質性便秘があります。大腸内視鏡検査によって、すみやかに原因を探ることが重要です。大腸がんが見つからなくても、下剤の使い過ぎで起こる大腸メラノーシス（大腸黒皮症）(3)が見つかることがあります。

③最近、下痢が多い

下痢の原因もまたさまざまで、大腸がんや炎症性腸疾患（潰瘍性大腸炎やクローン病等）などの深刻な病気がひそんでいる場合から、食事やストレスによる機能性の下痢、または過敏性腸症候群の場合もあります。過敏性腸症候群の診断では、ほかの病気を除外することが重要であり、大腸内視鏡検査は欠かせません。逆に、過敏性腸症候群だと思い込んでいたら、潰瘍性大腸炎だったという場合もあります。

④下痢と便秘をくり返す

この症状の場合は過敏性腸症候群を最初に疑いますが、大腸がんである可能性も否定できません。

⑤便が細くなった気がする

まずは、大腸がんかどうかを確認しなければなりません。大腸がんができて、直腸からS状結腸のあたりが細くなると、排泄される便がふだんより細いと感じることがあるからです。

⑥ときどき、腹痛を認める

腹痛の原因には、進行した大腸がんのほか、大腸憩室、虚血性大腸炎、炎症性腸疾患、腸の癒着(4)、過敏性腸症候群などがあります。頻繁に腹痛(特に下腹部痛)を認めるときは、一度、大腸内視鏡検査を受けるべきです。

⑦よく腹部膨満感がある

腹部膨満感を認めるということは、腸の中にガスがたまっているということです。慢性便秘や呑気症(無意識に空気をのみこんでしまう)の方に出やすい症状です。ただし、まれに大腸がんが進行して通りが悪くなっている場合に、このような症状が出ることがあります。

⑧血便がある。便に血が付着している

血便は、肛門や直腸、S状結腸など下部の大腸からの出血を含んだ、赤く、血の混じった便です。血便の原因としてもっとも多いのは痔ですが、大腸ポリープ、大腸憩室、大腸がんが原因のこともありますから、大腸内視鏡検査による診断が必要です。

⑨便潜血検査で陽性が1回以上認められた

便潜血検査は基本的に、スクリーニング検査ですので、これだけでは何の病気があるかわかりません。1回でも陽性と出たら、必ず大腸内視鏡検査を受けるべきです。

⑩健康診断で貧血といわれた

貧血は血液中のヘモグロビン量が少なくなることです。原因不明の貧血や、鉄剤を補給しても貧血がよくならない場合、消化管の病変から出血している可能性もあります。検査で貧血と出たら、自覚症状がなくても、胃・十二指腸内視鏡検査や大腸内視鏡検査を受けるべきです。

⑪血縁者（3親等以内）に大腸がんの人がいる

がんには、遺伝する傾向の強いがんと遺伝する傾向の弱いがんがあります。なかでも、大腸がんやポリープには、遺伝性が強いものがあることが知られています。血縁者（3親等以内）に大腸がんの人がいる場合は、早めに大腸内視鏡検査を受けておくことが、病気の予防につながります。（前述のリンチ症候群など）

【今すぐ大腸内視鏡検査を受けた方がいい人】

①40歳以上になった人

②よく便秘になる。ここ1か月、便秘が続く
③最近、下痢が多い
④下痢と便秘をくり返す
⑤便が細くなった気がする
⑥ときどき、おなかが痛む
⑦よく腹部膨満感がある
⑧血便がある。便に血がついている
⑨便潜血検査で陽性が1回以上出た
⑩健康診断で貧血といわれた
⑪血縁者（3親等以内）に大腸がんの人がいる
※ひとつでも当てはまる方は、大腸の健康のために大腸内視鏡検査を受けてください。

大腸内視鏡の開発、進歩はまさに日本が世界1位であり、大腸内視鏡検査を行う医師の技術も世界一といわれています。しかし、日本でも大腸内視鏡医の

技術には差があるのが現実です。大腸にスムーズに内視鏡を挿入する技術は、熟練した医師にしかできないことです（私が以前勤務していた松島クリニックで大腸内視鏡の挿入を若手医師に教えていたとき、本当に上手になるのは十人に一人程度でした）。

また、これまでは病変をわかりやすくするために、粘膜に色素をまいて染めながら、内視鏡検査をしていましたが、最近はＮＢＩという技術により、粘膜で強く反射する短い波長の光を内視鏡から粘膜に照射することで、粘膜表面の血管や表面の構造まで細かく見ることができるようになりました。このため、大腸内視鏡検査時に病気の詳しい状態が把握できますし、大腸隆起性病変（ポリープ）などでは、検査に出すまえに、良性か悪性か、また、悪性の場合の進行度もかなり正確にわかるようになっています。

＜大腸内視鏡検査の欠点＞

大腸内視鏡検査にも、少ないですが欠点はあるのです。

まず内視鏡を挿入するときに苦痛をともなう場合があります。腸管は曲がりくねっているうえに、細いところと太いところがあったりねじれていたりするので、1・4メートルもある柔らかいチューブを操作して大腸の奥まで挿入するには、熟練した技術が必要です。無理に挿入しようとすると強い力がかかり、それが苦痛の原因となります。上手な医師であれば、苦痛のほとんどない検査をすることが可能です（ただし、鎮静剤を使わない大腸内視鏡検査ですと、完全に違和感をとり除くのは難しいのです）。つまり、大腸内視鏡検査は、医師の技量に大きな差があるのです。

大腸内視鏡検査で、腸管から出血したり、腸壁に穴があいたり（穿孔）といった事故が起こることがあります。その確率は0・03％程度あるとされています。これらの事故の多くは、経験の浅い医師や技術的に問題のある医師が無理に検査を行ったり、患者さんの状態をきちんと見極めずに検査を行うなどの、基本的なミスから起こっています。つまり、大腸内視鏡検査を快適かつ安心な環境で受けるためには、大腸内視鏡検査をする医師が十分な技術を身につけていることが大事であり、そうした医師による検査を受けるということが重要な点です。

なお、大腸内視鏡検査には日本消化器内視鏡学会が実施する専門医制度があり、専門医の資格を持っている医師は一定の技術を持っています。ホームページで、専門医の名簿や指導施設などを見ることができます。

大腸内視鏡検査は、最新の技術を持つ経験豊富な医師が、患者さんの不安な気持ちをやわらげる配慮をしながら進めれば、患者さんが苦痛を感じることはまずありません。時間も10分程度で終わります。

また、検査の手法としても技術の進歩があり、安全で痛みのない大腸内視鏡検査のやり方のひとつとして、専門家の間で「一人法（ワン・マン・メソード）」と呼ばれる方法が行われています。

これは、新谷弘実医師(現アルバート・アインシュタイン医科大学外科教授)が開発した方法です。

一人法のポイントは、大きく3つあります。

①「ライト・ターン・ショートニング法」と呼ばれる挿入テクニック
②鎮痛剤・鎮静剤を使う
③患者さんに体位変換をさせない

①の「ライト・ターン・ショートニング法」というのは、大腸の自然なねじれに逆らわないよう右へ右へと回転させながら（ライト・ターン）、なるべく短い距離で（ショートニング）操作するための方法です。これにより、安全かつ短時間で検査を終えることが可能になります。ライト・ターン・ショートニング法という挿入テクニックとともに、患者さんの苦痛と不安を取り去るため、検査の前処置として、いわゆる鎮痛剤・鎮静剤を注射します。患者さんはほどなく、うとうととまどろむような状態になりますので、この間に大腸内視鏡を挿入します。患者さんが眠っているあいだに検査は終わってしまいますので、大腸内視鏡で痛むということはまずありません。無痛の検査です。

この方法は、日本人医師によって開発されたにもかかわらず、日本国内で行っている施設はそれほど多くありません。日本の医療は欧米以上といわれているのに、「患者さんの苦痛を取り除く」という点ではかなり遅れていて、快適な検査がなかなか受けられないというのが現状です。もっとも、鎮痛剤や鎮静剤の使用については、呼吸の抑制や大腸内視鏡による事故など、万が一のときのために、使用するとしても「意識がなくならない程度の軽い薬がよい」という考え方があるのです。

しかし意識が低下している場合でも、患者さんは傷みに反応します。さらに、パルスオキシメータ(5)などの呼吸を管理する機器を使うこと、熟練した医師が患者さんの様子に十分に気を配ることで、事故を防ぐことは可能です。

鎮痛剤・鎮静剤を使って眠っているうちに終わってしまう一人法ではありえないことですが、日本の多くの施設では、検査のあいだじゅう、患者さんに体の向きや姿勢をあれこれ変える（体位変換）ように指示するやり方も行われています。

検査が始まるときは、体の左側を下にした横向きの姿勢をとりますが、腸のねじれた部分に内視鏡が到達すると、スムーズに挿入するためという理由で、仰向けになったり、右側を下にしたり、とさまざまな姿勢をとるよう指示されるのです。

「内視鏡を入れやすくするため」という理由ですが、実際には、内視鏡の挿入と体の向きがうまく合わないことも多く、体を動かしながらの検査は、患者さんの苦痛を増すことになります。さらに、時間も15～30分と長めにかかってしまいます。

大腸内視鏡検査が苦痛という方の中には、「検査のまえに腸管洗浄液を飲むのがつらい」という方もいます。腸の中の便をきれいに取り去るために服用していただく腸管洗浄液は、ポリエチレングリコールという物質が主成分の、商品名「ニフレック®」や「モビプレップ®」という液体タイプが主流です。

ニフレック®は、心臓病や腎不全などを持っている患者さんにも使えるます。服用するためには、これに水を混ぜ合わせた2リットル前後の液体を飲み、便が透明になるまで何度もトイレに行かなければなりません。「これがつらかった」という意見もあるのです。これは、なかなか難しい問題です。

つまり、大腸全体をくまなく見渡し、ごく小さな病変も見落としのないようにするには、いかに便を腸管洗浄液で流し切れるかが重要になってくるのです。そのうえで、通常の腸管洗浄液が苦手な人には、苦痛を減らすいくつかの手段があります。まずは、錠剤型の下剤です。これは液体の腸管洗浄液が苦手な方に向く方法です。「ビジクリア®」という錠剤を40~50錠、時間をかけて服用していただきます。ただし、錠剤とともに飲んでいただく水の量は、一般の腸管洗浄液とほぼ同量（2リットル）です。

また、一度にたくさんの水分を飲むのが苦痛な人には、検査の前日に自宅で少量の下剤を服用し、検査当日の服用量を減らす方法もあります。前日の夜にピコスルファートナトリウム液10ミリリットルを飲んでもらい、当日は残りの分の下剤を服用してもらいます。また、浣腸で残りの便を排出して終了ということもあります。

ピコスルファートナトリウム液は大腸刺激性の下剤ですが、作用が比較的穏やかなので、検査前日の夜や当日にトイレにこもらなければならないといった心配が少ないです。

大腸内視鏡検査では、がんなど疑わしい病変が見つかった場合、組織の一部を取り除いて、病理検査を行います。また、大腸内視鏡の専門医は、がん化の可能性があるポリープが見つかった場合、大腸がんの予防を目的に内視鏡によって切除を行います。対象となるのは原則、直径5ミリ以上のポリープです。逆に直径5ミリ以下であれば、がんになる心配はまずないと考えられていますので、一般的には切除はしません。ただし、数は少ないもののがん化するものがありますので、1～3年後に経過観察をすることが重要です。

反対に、年齢や患者さんの状況によっては、5ミリ以上のポリープでも経過観察をする場合もあります。

大腸内視鏡に熟練した医師であれば、ポリープのタイプやがん化のリスクについて、おおよその見当がつけられます。さらに普通の内視鏡より画像が大きく見える「拡大内視鏡」を使えば、明確になります。前述したNBIという技術などもあり、内視鏡検査の時点で、こうしたポリープの情報もかなり細かく患者さんに伝えることができるようになりました。

がん化の可能性のあるポリープが見つかった場合、一般的には、「大腸内視鏡検査のときに切除してしまう方法」「あらためて別の日に切除する方法」のふたつがあります。

ポリープの切除は手術の一種ですから、切除後7日くらいは激しい運動はできませんし、アルコールも禁止です。食事も腸に負担のないものをとらなければなりませんし、仕事や家事にも一部、制限があります。

このような理由から、別の日に実施することもあります。ただし、あらかじめ、患者さん側から希望をおっしゃっていただければ、できるだけ希望に合わせることはできますので、事前に医師に相談しましょう。

＜大腸内視鏡検査の手順＞

では、実際の大腸内視鏡検査は、どのような手順で行われるのかを説明します。ここでは、安全で痛みのない一人法を中心に、具体的な検査の流れを、説明します。

検査前日の食事は夜9時までにすませ、それ以後は禁止します。水やお茶は飲んでもかまいませんが、牛乳やコーヒーは避けてください。食事は、うどんや魚など消化のよいものとし、消化のよくない海藻類や野菜、特にきのこ類や山菜類、こんにゃくなどは避けてもらいます。

①検査前日の夜（就寝前）に下剤を飲む

当日の腸内洗浄剤を減らす目的で、ピコスルファート液などの下剤を飲みます。前日の下剤を飲まない施設もあります。

②検査当日の朝は食事をとらない

当日の朝は、水、お茶は少量なら飲んでかまいません。

③検査着に着替える

④腸内洗浄用の下剤を飲む

⑤便をすべて出し切る

便をすべて出し切るまで排便をしてもらいます。固形便が消えて、淡黄色で透明な液状便となったら完了です。なお、私のクリニックでは、排液がきれいになるまで、ぬるま湯で腸の中を洗います（微温湯浣腸）。中には排便をくり返すことによって、悪心や吐き気、腹痛、腹部膨満感、ふらつき感、冷感、倦怠感などがあらわれることがあります。この場合は我慢しないで主治医に相談するようにしてください。

⑥検査用ストレッチャーに横になる

前処置が終わったら、検査の始まりです。検査用ストレッチャー（キャスター付きのベッド）に乗り、医師に背を向ける形で、左側が下になるように横向きの姿勢で寝ます。

⑦鎮痛剤・鎮静剤を注射する

患者さんの不安と苦痛をやわらげるために、鎮痛剤・鎮静剤を注射します。鎮痛剤としてはペチジン塩酸塩、鎮静剤としてはジアゼパムやミダゾラムなどがよく使われます。数秒後には意識が低下していきます。なお、鎮痛剤・鎮静剤の投与では、まれに呼吸抑制という副作用が出ることがあります。このため、大腸内視鏡検査をする場合は呼吸の状態を観察する方法として、パルスオキシメータという機器を装着します。もちろん、医師は機器だけでなく、患者さんの胸や腹部に手を当てたり、爪や唇の色で強い呼吸抑制がないかも確認したりします。強い呼吸抑制が出るようであれば、酸素投与や鎮痛剤・鎮静剤の働きを抑える薬を投与しますが、こちらも前もって準備しておくので心配はありません。

なお、鎮痛剤・鎮静剤をまったく使わない施設、効き目の弱い薬を使う施設もあります。

⑧内視鏡の挿入

体の左側を下にして横になっていただき、患者さんの意識が低下したところで（鎮痛剤・鎮静剤をまったく使わない施設、効き目の弱い薬を使う施設では異なります)、肛門から内視鏡を挿入していきます。

まず、内視鏡を大腸のいちばん奥の部分である盲腸まで到達させます。熟練した医師なら、特別な問題がない限り3分程度で盲腸まで到達します。

⑨大腸の中を観察

ここからが観察です。盲腸からスコープを抜くときに、モニターを見ながら、病変があるかないかをくまなく観察していきます。観察の時間は医師によって個人差がありますが、おおむね10分程度で終了します。病変があった場合は、拡大して患部を観察し、病状をよく調べます。必要に応じて、生検(患部の一部を切り取って、顕微鏡などで調べる検査)用に組織の一部を採取します。

⑩検査終了

検査終了後は意識がはっきりするまで、回復室で休んでいただきます。30分前後、休養すれば目が覚めますが、完全に覚醒するまでには1~2時間の安静が必要です。なお、私のクリニックでは、大腸内視鏡検査時に注入したガス(空気)を、抜去し、来院した時と同じような状態にしています。

⑪検査結果の説明を受ける

目が覚めたら、医師から検査についての説明を受けます。生検に出した組織がある場合は、後日再び来ていただいて結果を聞くという流れになります。すべて終わって帰宅の許可が出ても、車の運転などは禁止です。

大腸の粘膜を直接見ることのできる大腸内視鏡検査では、じつにさまざまな腸の病気が見つかります。

大腸がんについては、内視鏡の進歩によって、数ミリ径の超早期がんも見つかるようになりました。また、がんの予防という点で非常に有効です。また、ポリープもその形や広がり方によって、がん化しやすいかどうかがわかり、切除するかどうかの指標になることがわかってきました。

炎症性腸疾患のひとつである潰瘍性大腸炎においては、広がり方や炎症の程度によって重症度を決め、それによって治療薬が決まってきますので、大腸内視鏡検査は不可欠です。潰瘍性大腸炎やクローン病はよくなったり悪くなったりをくり返す病気ですが、治療がうまくいくと、内視鏡でも明らかに炎症が落ち着いてくる様子がわかります。

大腸壁の一部が外側に袋状に突出してできる「大腸憩室」の人も存在します。

大腸憩室は普段まったく自覚症状はありませんが、憩室の部分に便がたまりやすく、ここから腸管が炎症を起こし、さまざまな症状が出ることがあります。

このように、大腸内視鏡検査でわかることはたくさんあるのです。

大腸内視鏡検査で見つかる病気の中で、もっとも代表的な病気のひとつは、大腸がんです。命にかかわるがんは、早期発見がとても重要なことに異論はないでしょう。大腸内視鏡検査は、大腸がんの早期発見のためにもっとも有効な検査です。

大腸がんは、日本人ではS状結腸と直腸にできやすいことが知られています。

大腸がんには、「大腸粘膜の細胞から発生し、腺腫というポリープの一部ががん化して発生したもの」と「正常粘膜から直接発生するもの」があります。そのスピードはどちらも比較的ゆっくりですが、進行すると粘膜から大腸の壁に次第に深く侵入し、リンパ節や肝臓や肺などほかの臓器に転移します。

大腸内視鏡検査で多く見つかるのは、根治が期待できる早期がんです。

1985年頃までは、大腸内視鏡検査を行っても、早期大腸がんを見つけるのは簡単なことではありませんでした。これが内視鏡の開発、進歩にともなって、大きく変わりました。転機は80年代末、大腸内視鏡検査に電子スコープが使われるようになったことです。電子スコープとは、画像を電気信号にかえてテレビモニター画面に映し出せる機能です。それによって複数の医師が同時に見ることができるようになりました。

また、大腸粘膜のごく小さい病変まで見つかるようになって、見落としが減り、10ミリ以下のがんも見つかるようになりました。このような小さいがんが多く見つかるようになると、それを内視鏡を使って取り除く技術が生まれました。これが「内視鏡手術」です。電子スコープの導入により、それまで外科で切除されていた大腸がんが、早期のものに限っては内科で施行することもできるようになりました。

＜大腸内視鏡検査がどのくらい施行されているのか＞

現在厚生労働省から開示されてみることができるデータとしては、２０１４年度のデータがあります。そのデータを見ると、２０１４年度の１年間に全国での内視鏡検査の件数がわかるのです。

当頁の表に示すように、いわゆる上部消化管内視鏡検査（胃カメラ）は、2014～2015年にかけての2014年度1年間で、907万件で、これに反して大腸内視鏡検査件数は345万件で、小腸内視鏡検査は、4万7000件程度でした。このデータは、胃がんなどの胃・十二指腸の病変が減少傾向を示しているにもかかわらず、上部消化管内視鏡検査は900万件以上にものぼるのに

2014年度　検査系内視鏡件数

上部消化管内視鏡総計	9,073,023
食道ファイバースコピー	27,169
胃・十二指腸ファイバースコピー	9,044,848
胆道ファイバースコピー	1,006

小腸内視鏡検査総計	47,234
小腸内視鏡検査（その他）	26,807
小腸内視鏡検査（シングルバルーン内視鏡）	2,810
小腸内視鏡検査（ダブルバルーン内視鏡）	5,822
小腸内視鏡検査（カプセル型内視鏡）	11,795

大腸内視鏡検査総計	3,454,174
直腸ファイバースコピー	91,394
大腸内視鏡検査（S状結腸）	218,657
大腸内視鏡検査（下行結腸および横行結腸）	111,101
大腸内視鏡検査（上行結腸および盲腸）	3,032,174
大腸内視鏡検査（カプセル型視鏡）	848

NDBオープンデータ　　2014年4月～2015年3月

下部消化管手術系内視鏡件数

ポリペクトミー総計	
内視鏡的大腸ポリープ切除術（直径2センチ未満）	352,733
内視鏡的大腸ポリープ切除術（直径2センチ以上）	13,695
EMR総計	
内視鏡的結腸ポリープ・粘膜切除術（直径2センチ未満）	311,775
内視鏡的結腸ポリープ・粘膜切除術（直径2センチ以上）	16,853
短期滞在手術	277,656
早期悪性腫瘍大腸粘膜下層剥離術	19,244

NDBオープンデータ　2014年4月～2015年3月

対して、大腸がんや炎症性腸疾患（潰瘍性大腸炎やクローン病など）の下部消化管の病気は増加しているにもかかわらず、下部消化管内視鏡検査件数は345万件程度と、上部に対して約3分の1程度の件数しか施行されていないことを示しています。このような事実は、大腸内視鏡検査を専門的に行う医師が比較的少ないことを示しているのではないかと示唆されます。実際問題、私が以前勤務していた、横浜にあります（恵仁会）松島病院大腸肛門病センター・松島クリニックでは、1時間の間に、1人で約5～6人程度の大腸内視鏡検査を施行していました。これを大腸内視鏡専門医が4人で4か所の大腸内視鏡検査室で施行していたのです。こうしないと1日の大腸内視鏡検査件数を全部行えないことになってしまうのです。ですから、大腸内視鏡検査が、特別に上手な人でなければ常勤医にはなれませんでした。これは、現在も同様で松島クリニックでは、1年間に約2万件超えの大腸内視鏡検査を施行しています。

ところで、私が2003年より開業した東京都立川市では、3か所の総合病院で大腸内視鏡検査を施行し、開業医で大腸内視鏡検査を施行していたのは、私のところ以外に1件のみで、私が大腸内視鏡検査を主体とするクリニックを開業して、15年経った後でも、大腸内視鏡検査を施行できる開業医は1軒しか増えませんでした。このような状況は、日本全国でも同様だと考えられます。胃・十二指腸内視鏡検査を施行している開業医は、多く認められるので全国の上部消化管内視鏡検査件数は900万件以上にものぼるのでしょうが、下部消化管の病気（大腸がんなど）が増加する一方で、大腸内視鏡検査を施行する施設が、意外と増加しないことが、2014年度大腸内視鏡検査件数の345万件というデータに表れていると考えられます。

＜注腸X線検査は早期がんや平坦ながんの発見には向かない＞

注腸X線検査は、肛門から腸にバリウムと空気を入れて膨らませ、レントゲンで撮影して異常を見つける検査です。便潜血検査で陽性だった場合、この検査が行われる施設もまだまだたくさんあります。しかし、胃のバリウム検査でわかるように、レントゲン画像というのは内視鏡のようにカメラで直接見るものではないため、画像の精度に限界があります。盲腸や上行結腸などに対しては診断能力が低く、厚生労働省研究班の調査では精度が70％台で、大腸内視鏡検査の98・6％に比べると大きな差が出ています。

また、1センチ以下の小さな病変や凹凸のない病変は発見しにくいため、早期がんや平坦ながんをとらえるには不向きといわれます。

便潜血検査や注腸X線検査では見過ごされてしまうがんを見つけてもらう方法として第一にあげられるのが、前述の大腸内視鏡検査なのです。

＜下血を認める疾患＞

大腸がんを含め下血を認める疾患はいくつかあります。それらの特徴を述べておきます。

①潰瘍性大腸炎

潰瘍性大腸炎に罹ると血液の混じった下痢の回数が増え、腹痛をともないます。重症の人では、発熱や頻脈、食欲不振や貧血、体重減少なども認められます。

この病気の発症は、10～30代と若い人に多いのが特徴ですが、最近では70～80代の高齢者の方にも認めることがあります。いったん症状が落ち着いても、ストレスなどが引き金となって再発することもしばしばあります。再発をくり返すことが特徴ともいえます。

炎症を放置しておくと、8～10年くらいで大腸がんのリスクが高まります。血便、腹痛、下痢が三大症状ですが、これらがなくても、早期発見のために大腸内視鏡検査を受けることはとても重要です。現在2017年の時点で潰瘍性大腸炎の患者は、23万4000人といわれています。これはアメリカに次いで第2位です。
②クローン病
クローン病は、1932年にクローン医師らが初めて報告した病気です。潰瘍性大腸炎と同じように大腸に炎症が起こる病気で、さらには口の中から肛門までの消化管のどこにでも、炎症や深い潰瘍が起こります。また、関節痛や関

節炎など、消化管以外の症状を合併することも少なくありません。やはり欧米では非常に多い病気で、日本でも潰瘍性大腸炎ほどではありませんが、４万人以上の患者さんが確認されています。しかも、潰瘍性大腸炎よりも発症年齢は若く、20代が中心。最近は10代で発症する患者さんも少なくありません。おもな症状は、発熱、腹痛、下痢、体重減少などです。患部を切除しても再発しやすく、完全に治すのが難しい病気です。クローン病も潰瘍性大腸炎と同様に、大腸内視鏡検査で病気が確定されます。

③腸管ベーチェット病

「ベーチェット病」は、数は少ないものの、日本人には比較的多い病気です。口の中の粘膜に潰瘍ができたり、ぶどう膜炎という眼の症状や、結節性紅斑(膝から足首に赤いしこりがたくさんできる病気）という皮膚症状が出たり、外陰部の潰瘍をくり返す、などの特徴があります。遺伝的な素因や免疫異常などが関係しているといわれますが、原因は不明で、厚生労働省の特定疾患（難病）に指定されています。このうち、副症状として腸管にびらんや潰瘍が起こるものが「腸管ベーチェット病」です。確定診断には大腸内視鏡検査が必要です。

内視鏡で見ると、小腸と大腸の境目である回盲部に大きな潰瘍がたくさんできているのが特徴です。

潰瘍は深く下に掘られた形の「打ち抜き病変」と呼ばれるもので、これが診断のポイントになります。

④大腸憩室

憩室は、大腸の壁の一部が外へ袋状に飛び出しているもののことです。普段は症状がなく、大腸内視鏡検査で偶然発見されることがほとんどです。大腸憩室が大腸内視鏡検査で見つかる頻度は非常に高く、憩室には先天的なものと後天的なものがありますが、ほとんどは後天的です。その原因のひとつが便秘です。便秘が続くと、腸の筋肉が厚くなって、腸内部の圧が上がります。このため、血管が走っている筋肉の弱い部分がヘルニア(6)のように脱出してしまうのです。大腸憩室は高齢者に多いのですが、あらゆる年代で増えていて、背景には食事の欧米化があるといわれています。野菜や食物繊維の不足などが原因で便秘になることと関連しているといわれています。

⑤虚血性大腸炎

大腸の血管が何らかの原因で詰まり、血行不良によって腹部の痛みや下血などの症状があらわれるのが「虚血性大腸炎」です。高齢者に多いのは、加齢にともなって血管が硬くなっている人が多いためで、高齢化社会の日本では増加傾向にある病気です。ただ、若い人でも、ひどい便秘の場合には起こることも珍しくありません。大腸のどの部分にも起きますが、とくに多いのが下行結腸とS状結腸です。「左下腹に強い痛みを感じ、トイレに行ったら血便が出た」というのは典型例です。

⑥大腸ポリポーシス、遺伝性非ポリポーシス

「大腸ポリポーシス」は100個以上のたくさんのポリープができる病気の総称で、ポリープとは区別して扱います。多くは遺伝性の病気で、代表的なものに家族性大腸ポリポーシス、ポイツ・イェーガー症候群、若年性ポリポーシスなどがあります。

家族性大腸ポリポーシスでは、若いとき（子どものとき）から腺腫性ポリープが消化管のあらゆる場所にでき、50歳までにがんを発症する確率が高いことがわかっています。ポイツ・イェーガー症候群、若年性ポリポーシスも、それ

ぞれポリープが消化管にたくさんできるもので、がん化の確率が高くなります。

もうひとつ、遺伝性の大腸がんに、「遺伝性非ポリポーシス」があります。この病気の研究者であるネブラスカ大学の医師、リンチ氏の名前を付けて、「リンチ症候群」と呼ばれることもあります（前述のとおり）。

家族内に胃がん、大腸がん、子宮体がんが多発するのが特徴です。また大腸がんの発症後に胃がん、子宮がんと次々にがんを発症しますが、これらすべてが転移ではありません。

近年、リンチ症候群は遺伝性のがんのうち、もっとも頻度が高いことが明らかになってきました。すべての大腸がんの２〜５％程度が、この症候群によるものと考えられています。平均発症年齢は43〜45歳です。

＜大腸癌取扱い規約＞

２０１８年７月に大腸癌取扱い規約第９版（金原出版）が出版され、２０１９年１月に登録された時の治療法は全国大腸癌規約となりました。

大腸の壁は内側から、粘膜、粘膜下層、固有筋層、漿膜《しょうまく》に分けられ、『大腸癌取扱い規約』（大腸癌研究会／金原出版）では深達度によって次のように分類しています。

深達度Ｔｉｓ　がんが粘膜にとどまり、粘膜下層に及んでいない
深達度Ｔ１ａ　がんが粘膜下層までにとどまり、浸潤距離が１０００ミクロン未満である
深達度Ｔ１ｂ　がんが粘膜下層までにとどまり、浸潤距離は１０００ミクロン以上だが固有筋層には及んでいない
深達度Ｔ２　がんが固有筋層にとどまり、これを越えていない
深達度Ｔ３　がんが固有筋層を越えているが、漿膜表面に出ていない
深達度Ｔ４　がんが漿膜表面に露出している
深達度Ｔ５　がんが直接ほかの臓器に浸潤している

日本では、がんが粘膜下層までにとどまる「Ｔｉｓ」「Ｔ１」を「早期がん」と呼んでいます。このうち、まだ深達度の浅い「Ｔ１ａ」までは内視鏡による切除が可能です。

また、がんが固有筋層以下まで進んだもの（「T2」以上）を「進行がん」としています。大腸がんの進行度分類も表で示しています。ステージ0からⅣまでの間もこまかく分類されていますが、詳細はここでは省略します。

（1）ヘモグロビン
赤血球中に含まれる、たんぱく質のグロビンと鉄を含む色素ヘムとが結合した色素たんぱく質のこと。代表的な鉄たんぱく質のひとつ。呼吸器官から入った酸素と結合してオキシヘモグロビンとなり、体内の各組織に運ぶ働きをする

（2）生理的狭窄部位
食道における「食道入口部」「大動脈弓・気管分岐部」「食道裂孔部」の3つの生理的に狭くなっている部分。狭窄部分は病気でなくとも食物が飲み込みにくいと感じる場合がある。

（3）大腸黒皮症
大腸の粘膜が黒く変化している疾患のこと。原因は下剤の長期服用や慢性便秘などが考えられる。

(4) 腸の癒着

本来は離れているはずの臓器が、外傷や炎症によってくっついてしまうことを癒着という。小腸や大腸が癒着を起こすと腸閉塞になることも珍しくない。

(5) パルスオキシメータ

皮膚を通して動脈血酸素飽和度と脈拍数を測定するための装置。

(6) ヘルニア

臓器もしくは組織が体内の裂け目を通り、本来の位置から脱出した状態。腹部の内臓が腹膜に包まれたまま腹腔外に脱出し、皮下に膨隆する外ヘルニアと、腹腔内の異常な裂孔に内臓が入り込む内ヘルニアに大別される。

大腸がんの深達度

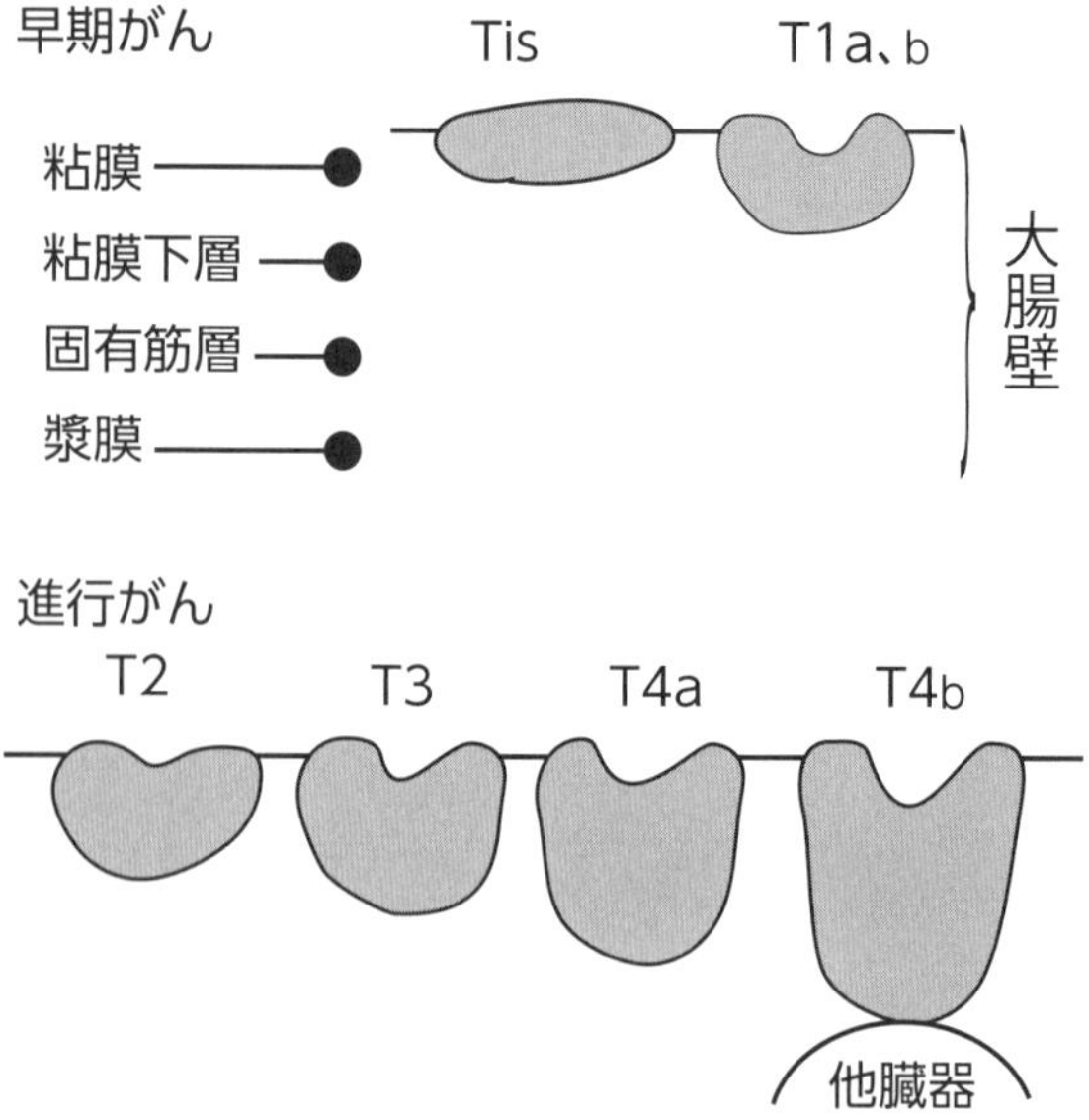

深達度

深達度Tｉｓ　がんが粘膜にとどまり、粘膜下層に及んでいない
深達度T１a　がんが粘膜下層までにとどまり、
浸潤距離が1000ミクロン未満である
深達度T１b　がんが粘膜下層までにとどまり、浸潤距離は
1000ミクロン以上だが固有筋層には及んでいない
深達度T２　がんが固有筋層にとどまり、これを越えていない
深達度T３　がんが固有筋層を越えているが、漿膜表面に出ていない
深達度T４a　がんが漿膜表面に露出している
深達度T4b　がんが直接ほかの臓器に浸潤している

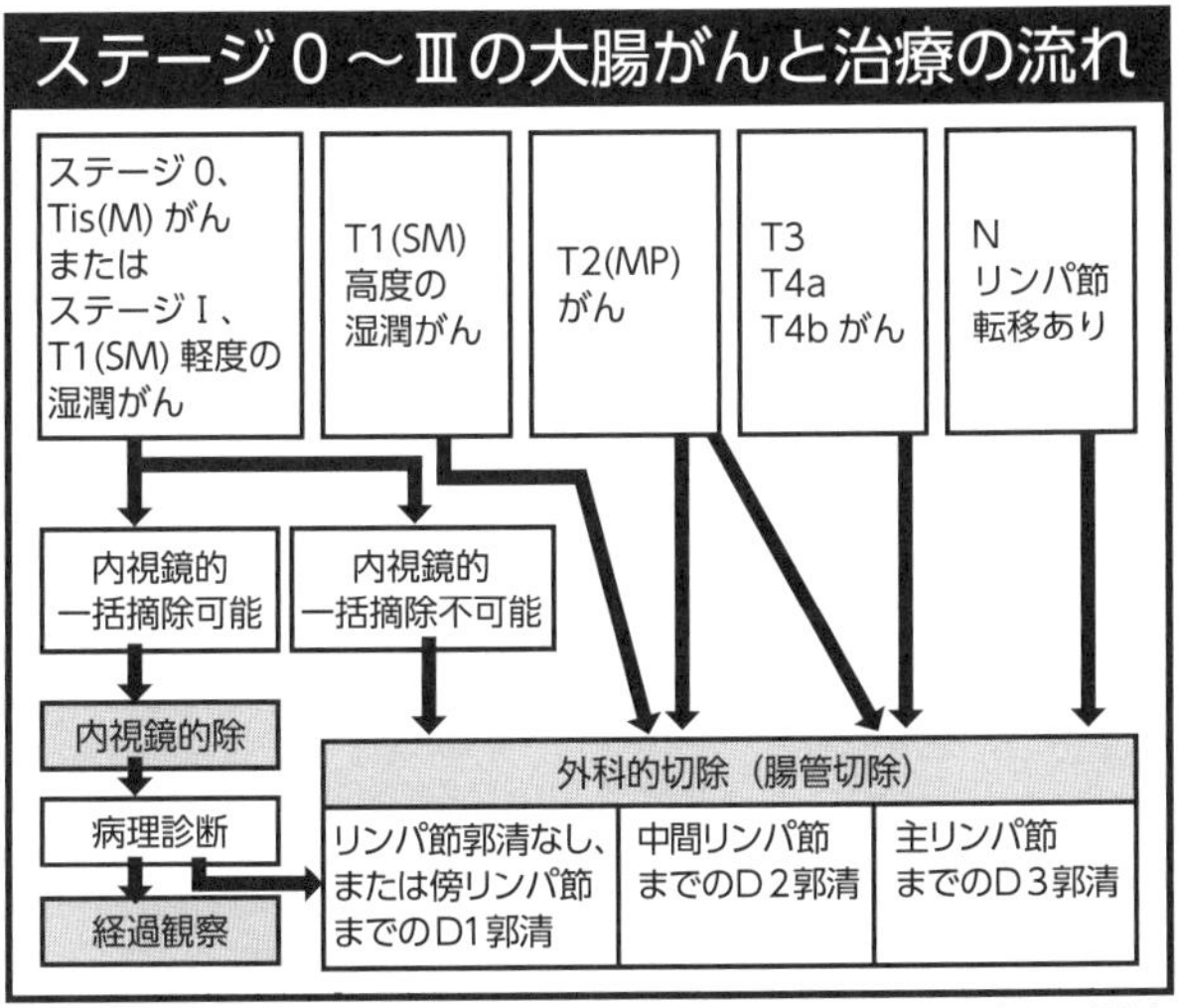

［出典］大腸癌研究会編『大腸癌治療ガイドライン 2016年版』金原出版　2016年より一部改変

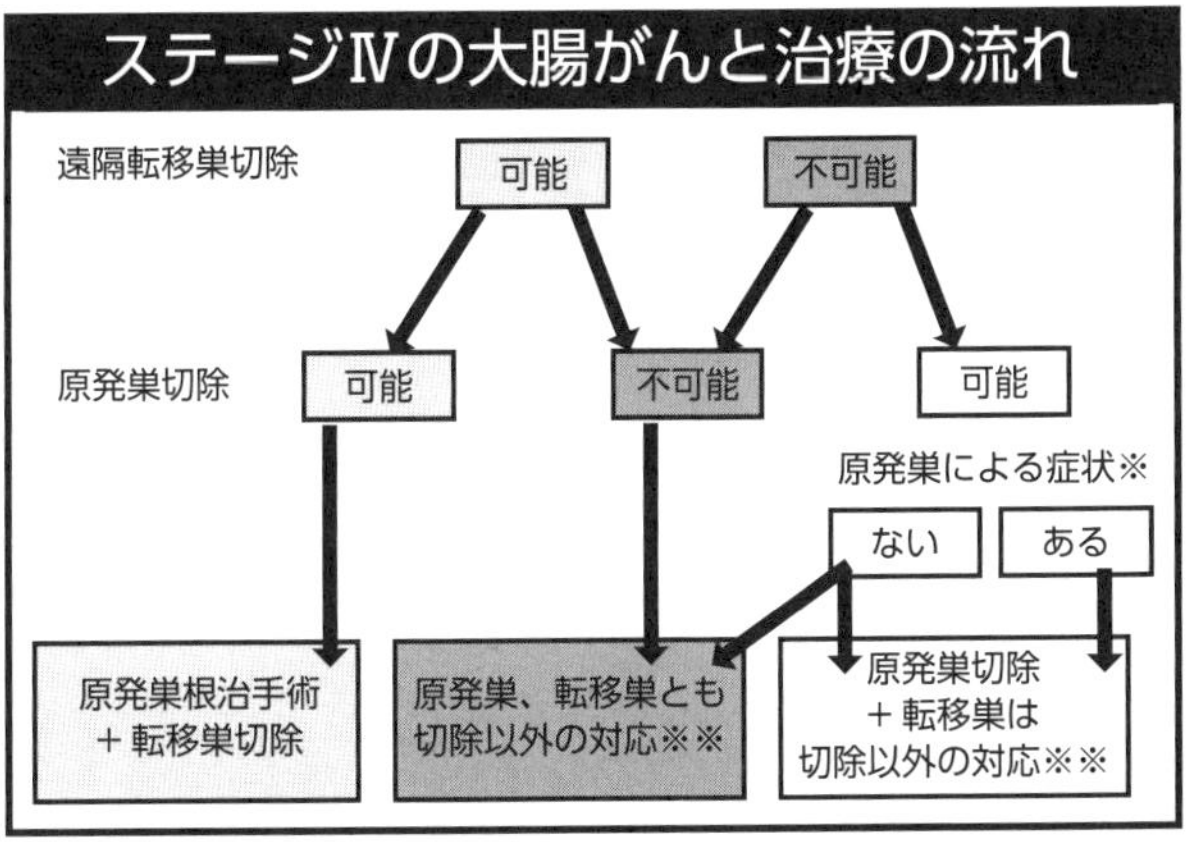

※原発巣による症状とは、大出血、高度貧血、穿通、穿孔（腸管に穴があくこと）、狭窄（腸管が細くなること）など。
※※切除以外の対応とは緩和手術、化学療法（抗がん剤）、放射線療法、血行性転移に対する治療など。
［出典］大腸癌研究会編『大腸癌治療ガイドライン 2016年版』金原出版　2016年より一部改変

3章

大腸がんの標準治療

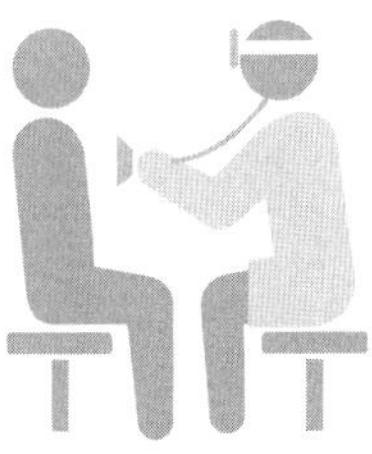

＜大腸がんのガイドライン＞

　標準治療とは、科学的根拠（エビデンス）にもとづいて、現在もっとも有効性や安全性が高い治療です。この標準治療を示したものがガイドライン（治療指針）ということになります。

　大腸がんのガイドラインでは、精密検査などで診断した進行度（病期、ステージ）に応じて、基本的な治療指針が決められます。

　がんの病期は、ステージ0～Ⅳに分類されます。ステージは、がんの大きさを示す基準ではなく、がんが大腸壁にどの程度深く入り込んでいるか（深達度）、周囲の組織にどの程度広がっているか（浸潤）、リンパ節や他の遠隔臓器（肝臓や肺など）に転移しているかどうか、などによって決められるのです。

　大腸がんの治療法には、①内視鏡治療、②手術（外科療法）、③抗がん剤による化学療法、④放射線治療法などがありますが、大腸がんは、がんが完全に切除できれば根治できる可能性が高いため、内視鏡治療や手術（外科療法）が中心になるのです。

①ステージ0の治療

がんが大腸壁の内側の粘膜内に留まっている場合（粘膜内がん＝Mがんともいいます）であれば内視鏡治療が行われます。がんが深く浸潤して内視鏡治療が困難な場合は、手術でがんのある腸管の切除が必要です。

②ステージⅠの治療

がんが粘膜より深部の大腸の壁に入り込んでいる（浸潤）場合です。浸潤の程度が浅い場合では内視鏡治療によって、がんを取り除くことができます。粘膜下層の深部または固有筋層に浸潤している場合は、手術による腸管の切除とリンパ節の切除（郭清(1)）が必要になることがあるのです。

③ステージⅡの治療

がんが粘膜の外側にある固有筋層の外にまで浸潤している場合です。腸管の切除とリンパ節の郭清が必要となります。

④ステージⅢの治療

がんはリンパ節に転移しています。ステージⅡと同様、腸管とリンパ節の切除が必要となります。手術後に抗がん剤治療（補助化学療法）を行うことが一般的です。

⑤ステージⅣの治療

がんが血流に乗って、肝臓や肺に転移していたり、大腸の壁を貫いたがん細胞が腹膜に広がっていたりする状態（腹膜播種）を指します。

大腸がんおよび転移したがんがともに切除可能であれば、手術を行います。切除不可能のときは、切除以外の治療法（たとえば化学療法）や放射線療法を行います。

私が以前勤務していた松島クリニックに、はじめて大腸内視鏡検査を受けた人のうち、どのくらいに大腸がんが発見されたかを調べたデータがあります。2001～2008年の間に受けた5万3739例のうち、早期がんが見つかった人は522人（発見率0・97％）、進行がんは1071人（発見率1・99％）という結果でした。あわせて約3％の人にがんが見つかったことになります。

大腸内視鏡検査を受診された方の多くは、自覚症状があったわけではなく、「大腸がん検診」という形で受け、がんが見つかったのです。再検査の患者さんで集計すると、早期がんが5・15％、進行がんが0・12％となり、早期がんと進行がんの発見率は逆転します。初回の検診では、進行がんが早期がんの2倍も多く、再検査では逆に進行がんが見つかるケースはほとんどありません。

大腸がんは一般的に5~6年かけて大きくなりますので、初回の検査できっちり診断をしてもらえれば、その後はあまり間をあけずに定期的に大腸内視鏡検査を受けておけば、大腸がんで命を落とすリスクはほとんどないといっても過言ではないでしょう。がんと診断されて治療を開始してから5年間生存している人の割合を「5年生存率」といいます。これは、多くのがんで、治療開始から5年間で再発がなければ治癒したと考えられているためです。1962年には、胃がんの5年生存率は40%以下、肺がんでは20%にも達していませんでした。それが、30年後の92年には、胃がんで70%を超え、肺がんでも40%近くまで上がっています。

大腸がんは、この5年生存率も比較的高いがんです。病期分類の代表であるデュークス分類による5年生存率は、

・がんが大腸壁内にとどまっているデュークスAで95%

・がんが大腸壁を貫いて浸潤しているが、リンパ節転移のないデュークスBで80%
・リンパ節転移のあるデュークスCで70%

という好成績なのです（ただし、遠隔移転のあるデュークスDになると25%に下がります）。

最近では10年生存率も提示されています。それによると、ステージⅢ以内であれば、10年生存率が70%以上という数値が示されています。

〈大腸がんの7割がポリープから〉

「大腸がんは、最初はポリープの形で出てくるものが多い」とすでに述べました。ポリープとは「隆起（盛り上がっている）している病変の総称」です。大腸ポリープ（腺腫）にはがんになるものがあり、その確率はなんと約7割にも及ぶのです。

具体的には、大腸のポリープには、強い炎症のあとのような形で残る「炎症性ポリープ」、組織の良性な変化である「過形成ポリープ」、腫瘍性の「腺腫性ポリープ」があります。

炎症性ポリープと過形成ポリープは、がん化の心配はほとんどありません(ただし、最近では過形成ポリープも2センチを超すとがん化することがあるということが判明してきました)。がん化の恐れがあるのは腺腫性ポリープで、ポリープ全体の8割を占めます。

また、腺腫性ポリープの多くはいぼ状(隆起型)なのですが、なかには、平坦だったり(平坦型)、くぼんでいたり(陥凹型)というポリープもあります。腺腫性ポリープは5ミリ以上になるとがん化しやすく、陥凹型ではとくにがんになりやすいことが明らかです。

がん化する腺腫性ポリープは、50~60代で約3割の人に見つかります。最近では若い人の発生率も高くなり、40代にも増えてきました。

欧米の多くの研究で、このポリープを切除した人は、切除しなかった人に比べ、大腸がんの発生率が明らかに低くなると報告されています。たとえば、ポリープを切除した人は、切除しなかった人に比べ、76~90%もがんになるリスクが減るという発表があります。

日本では厚生労働省の研究班による調査があり、それによると、ポリープを切除した人で5年間の間に大腸がんが発生した人は0・7％であったのに対して、切除しなかった人では5・2％と大きな差が出ています。

＜大腸内視鏡検査で見つかったポリープの切除法＞

大腸内視鏡検査でポリープが見つかった場合、多くは内視鏡で切除が可能です。また、大腸がんのうち、粘膜下の一部にとどまる深達度「T1aの一部」までのものなら、ポリープと同様の方法で切除ができます。

内視鏡で切除する方法としては、「ポリープ切除術（ポリペクトミー）」がもっとも広く行われています。これは内視鏡の先端から伸ばしたループ状のワイヤー（スネア）を、がんやポリープのくびれた部分にかけ、そこに高周波電流を流して焼き切る方法です。大腸の粘膜から盛り上がった病変に用いられます。しかし、平坦ながんは高さが十分でないため、ワイヤーがかかりにくいという問題があります。

そこでこのような場合には、「内視鏡的粘膜切除術」という方法が行われます。これは病変部位の粘膜下に液体を注入して、人工的に盛り上がりを作り出し、焼き切る方法です。しかし、この方法でも2センチを超える病変の場合、一度に切除するのが難しいという課題が残りました。2センチを超える場合、何度かに分けて切除したり、(がんの場合は)内視鏡でなく外科手術を選択せざるをえなくなったりということになります。

こうした課題を克服するため、近年、さらに先進的な手法として開発されたのが「内視鏡的粘膜下層はく離術」です。

これはEMRと同様に、病変の粘膜下に液体を注入して、人工的に盛り上がりを作り出したのち、スネアのかわりに高周波メスで粘膜を切開し、粘膜の下のはく離を進めていく方法です。この方法が登場したことにより、大腸内視鏡下でポリープやがんを切除できる患者さんはぐんと増えました。しかし、胃と違って狭い腸管である大腸で、遠隔操作により高周波メスをあやつるのは技術的に難しく、出血や穿孔(穴があくこと)などの合併症(2)が起こりやすいということが注意点です。いずれにしても、手術を希望する場合は、施設に問い合わせて、十分な説明を受けるようにするとよいのです。

大腸がんの治療法の基本は、がんを切除することです。切除の方法には、「内視鏡手術」「腹腔鏡手術」「開腹手術」の3つがあります。内視鏡で切除できるかどうかには、転移のあるなしが大きくかかわってきます。転移するかどうかは、がんの深さ（深達度）に大きく関係します。大腸の壁は内側から、粘膜、粘膜下層、固有筋層、漿膜に分けられ、『大腸癌取扱い規約』では深達度によって前述の7つに分類しています。

日本では、Ｔｉｓの粘膜がん、Ｔ１の粘膜下層がんまでを「早期がん」と呼んでいます。このうち、まだ深達度のＴ１ａものは内視鏡による切除が可能です。また、がんが固有筋層以下まで進んだもの（Ｔ２以上）を「進行がん」としています。

＜大腸がんの進行の度合いを見る病期分類＞

大腸がんの治療法は、がんの進行の度合いによって変わってきます。大腸がんの進行の度合いを見る「病期分類」は、デュークス分類、ステージ分類、ＴＮＭ分類などで、ステージ分類は日本の分類法です。

①デュークス分類
デュークスＡ　がんが大腸壁内にとどまるもの
デュークスＢ　がんが大腸壁を貫いて浸潤するが、リンパ節転移のないもの
デュークスＣ　リンパ節転移のあるもの
デュークスＤ　腹膜、肝臓、肺などへの遠隔転移のあるもの

②ステージ分類
０期　がんが粘膜にとどまるもの
Ⅰ期　がんが大腸壁にとどまるもの
Ⅱ期　がんが大腸壁を越えているが隣接臓器におよんでいないもの
Ⅲ期　がんが隣接臓器に浸潤しているか、リンパ節転移のあるもの
Ⅳ期　腹膜、肝、肺などへの遠隔転移のあるもの

デュークス分類とステージ分類は、次のように対応しています。
デュークスＡ＝ステージ０＆Ⅰ期
デュークスＢ＝ステージⅡ期
デュークスＣ＝ステージⅢ期

デュークスD＝ステージⅣ期

③ＴＮＭ分類

ＴＮＭ分類は、Ｔ（原発腫瘍）、Ｎ（所属リンパ節）、Ｍ（遠隔転移）による分類法です。国際対がん連合により作成されたもので、国際的に広く使われています。

＜内視鏡治療が困難なポリープや早期がんに適した腹腔鏡手術＞

ここからは、大腸内視鏡下では切除できない、外科的な手術が必要な大腸ポリープや大腸がんの治療についてです。私の専門ではないのである程度簡単に紹介します。大腸がんの治療の基本は、がんを切除することです。切除の方法には、内視鏡手術、腹腔鏡手術、開腹手術の３つがあります。内視鏡手術については先ほどくわしく述べました。ここでは、２番目の選択となる腹腔鏡手術について解説しましょう。

大腸がんに対する腹腔鏡手術は、１９９０年代前半から国内でも行われるようになり、これを取り入れる病院も徐々に増えてきています。内視鏡的治療が困難な大きなポリープや早期がんが、腹腔鏡手術のよい対象と考えられています。

方法としては、まず炭酸ガスで腹部を膨らませて、お腹に3、4個の穴を開けます。ここから腹腔鏡を入れ、がんのある部分の大腸を周囲から剥離して、引っ張り出し、切除し、縫い合わせてもどす方法です。全身麻酔で行います。剥離は大腸の外から行うので、がんの位置をわかりやすくするために、事前に内視鏡を使って、患部に滅菌された墨汁（3）を注入しておきます。

がんを1カ所摘出すると、4～6センチくらいの傷になります。手術時間は開腹手術よりやや長めですが、小さな傷口で切除が可能ですので、術後の痛みも少なく、術後7日前後で退院できるなど、負担の少ない手術です。

＜大腸ポリープや大腸がんの切除術後の管理＞

さて、がんやポリープを無事に摘出したとします。その後は、どのような管理が必要なのでしょうか。さまざまな調査で、次の検査までの間に時間があけばあくほど、進行したがんの発見率が高くなることがわかっています。私が以前に調査した早期大腸がん切除後の症例の場合、5年以内の大腸内視鏡検査による、大腸がんの再発見率は、累積で5・3％でした。他の施設でも5〜7％前後といわれています。また、腺腫性ポリープも、1度できた人では5年以内に42％が新たなポリープを発症するといわれています。以上のような結果より、定期的に大腸内視鏡検査を受けるべきなのです。検査の頻度は、専門医の中でも意見がわかれるところです。最近では腺腫性ポリープの場合は2年に1度、大腸がんの場合は、年に1度、特にポリープなどを認めなかった場合は5年に1度ということがいわれています。この5年という数字は、あくまで目安であり、大腸内視鏡検査の精度が90％程度（逆にいえば10％程度は見つからない）ということを考えると3年くらいがよいのではないかと示唆されます。

＜NPS＞

では、ここで実際に大腸ポリープを切除した後に、どのような効果が得られるかを紹介します。

1968年、モアソンが大腸ポリープ（腺腫）を前癌病変として報告した後に、欧米ではポリープ癌化説が広く受けられてきました。アメリカでは、1980年に多施設共同のNPSがアメリカ消化器病学会、アメリカ消化器内視鏡学会、アメリカ消化器病学会議のサポートのもとに発足し、1993年、同NPSグループは大腸ポリープを切除することが76〜90%の大腸がん抑制効果につながること、また大腸がんの発生を考慮したアメリカにおける至適大腸内視鏡検査間隔が、prospective study（一定の期間を経て前向きにデータをとる縦断研究のひとつ）の解析結果より、平均的リスク群の場合では、すべての腺腫を切除することにより、大腸がんの発生は1年後、3年後で、ともに3・3%の発生にとどまることを指摘しました。またその後のフォローアップ検査間隔は3年後でよいとしたのです。

＜JPS＞

では、日本ではどうかというと、日本の多施設共同研究グループ11施設でJPS（JAPAN Polyp Study）を施行したのです。当初行われた遡及的検討では、初回全大腸内視鏡検査において、深達度SMの大腸がんが

7例発見されたと報告されました（この中には、おそらく全大腸内視鏡検査において、見落とされたがんも含まれていると考えられます。というのは全大腸内視鏡検査の精度は100％ではないからです）。現在もJPSでは継続的に研究が行われています。

この研究は、すべての腺腫性ポリープを摘除した対象者に対して、全大腸内視鏡検査をどの間隔ですべきかを検討したものです。結論からいってしまうと、2度の全大腸内視鏡検査を行えば、表面型腺腫を考慮しても、ポリープ摘除後の経過観察は早くとも3年でよいという内容でした。

大腸内視鏡検査は、前がん病変（大腸腺腫がんなど）の早期診断を主目的とした場合、現時点ではもっとも優れたものだと示唆されます。

＜内視鏡や腹腔鏡で切除が無理なら開腹手術＞

大腸内視鏡や腹腔鏡でがんが切除できない場合には、開腹手術が行われることになります。患者さんの多くは、「できるだけ内視鏡や腹腔鏡でがんを取りたい」と希望されるため、「手術」と聞くとがっかりされますが、ぜひ前向きに治療を受けていただきたいと思います。

なぜなら、すでに解説したように、大腸がんはゆっくり進行するがんといわれ、他のがんに比べ、比較的たちがよく、進行がんであっても5年生存率は決して低くないからです。

最近の手術は合併症も少なく、ほとんどのケースが術後3週間前後で退院できます。術後の食事、排便などの管理が十分にできるのであれば、1か月を待たずに職場復帰も可能です。また、直腸がんの手術で問題となる人工肛門も、今では8~9割の人で避けられるようになっています。

さらに、再発を防ぐ生活療法についても、さまざまな研究が行われています。毎日の食事に気をつけ、運動などを行うことで、健康が維持できる可能性は大です。再発も含めて大腸がんを予防する生活は、乳がんなど欧米型のがんの予防も兼ねるうえ、生活習慣病（4）対策にもなります。一石三鳥といえますね。

＜がん部分を切除し切り口をつなげる結腸切除術＞

実際の手術法ですが、結腸がんと直腸がんとでは方法が異なります。

結腸がんでは、がんのある部分の結腸を30～50センチほど切除し、それぞれの切り口をつなげます。専門用語では「結腸切除術」といわれます。大腸がんの転移はリンパ節にもっとも多いので、同時に周囲のリンパ節をきれいに取って（郭清）終了です。

長くても2時間程度の手術です。

問題なのは、直腸がんです。というのは、直腸がんの罹患部位が肛門に近ければ近いほど、人工肛門（ストーマ）になる可能性があるからです。この問題は術者の技量によるところがあります。ですから、人工肛門が必要といわれた直腸がんに罹患した人は、この問題に関する専門医とよく相談し、必要であればセカンドオピニオンを受けるとよいでしょう。

私の知り合いの消化器外科医の一人は、肛門より3センチしか離れていない直腸がんでも人工肛門を造設せずに治療が可能なケースを多々認めたのです。また最近では放射線療法や化学療法で直腸がんが減少した後に切除するケースも存在します。

（1）郭清

悪性腫瘍の摘出手術の際、腫瘍そのものだけではなく、周囲のリンパ節や転移している可能性のある組織を徹底的に取り除くこと。

（2）合併症

病気の進行中に、その病気に起因するか異なる原因によるかを問わず、その病気と無関係に発症する病気のこと。

（3）墨汁

術前マーキング法として点墨法がある。病変近傍の粘膜下層に墨汁を注入する方法で、術前に粘膜下層に局注することにより染色され、術中に腹腔内から黒色斑として認められる。容易に目視できるため、病変部位の確認や切除範囲の決定に有用。

（4）生活習慣病

食事や運動・喫煙・飲酒・ストレスなどの生活習慣が深く関与し、発症の原因となる疾患の総称。がん、脳血管疾患、心疾患などの危険因子となる。

4章

手術後の注意点

＜大腸がん術後＞

この章は、大腸がん術後についてです。私の専門は、消化器内科なので、当然手術（内視鏡的な手術はのぞく）直後の患者さんの管理は、おこなったことがありません。しかし、手術後退院してきて症状を訴える患者さんもいるので、多少は経験があります。おおむね、教科書的で私の経験したことをふまえて述べていきたいと思います。

教科書的にいうと、術後の合併症については、結腸がんと直腸がんでは区別して考えなければなりません。何故なら、結腸がんの場合には、切除する時に、基本的に結腸が20～30センチ短くなるだけなのです。結腸自体20～30センチ切除しても、働きには、ほとんど影響がないのです。しかし、直腸を切除する場合には、話が異なってきます。というのは、直腸のそばには、排尿機能や性機能を調節する下腹神経～骨盤神経叢などの自律神経が走行しているからです。さらに尿管も近くに走行しています。また、直腸は便を貯留する機能があるので、手術を受けた患者さんの術後の排便機能に直接的に影響してしまうのです。つまり、便の回数が増加しすぎたり、あるいは排便が不可能になってしまったりすることがあるのです。

一方、結腸がん術後の合併症は、手術部の縫合不全(1)や、手術後の腸閉塞(2)などです。縫合不全が起きてしまった場合には、1~3週間程度の絶食が必要になります。さらには、高カロリー輸液なども必要になるのです。

直腸がんの術後の合併症には、結腸と同様に術後の縫合不全、術後腸閉塞、さらには排尿障害(3)、性機能障害(4)などがあげられます。さらに直腸がんは、縫合不全が起こりやすく、状況によっては一時的に人工肛門を横行結腸に造設する場合があるそうです。ただし、その場合には、一時的な人工肛門は、約6か月程度の後に手術を行い閉鎖するのだそうです。

<大腸がん術後管理>

大腸がんの手術後で、小腸の働きが不十分であると、腸閉塞を起こすことがあります。したがって、①腸雑音、排ガスの確認による腸管蠕動運動の確認②腸管吻合部の安定の確認などが行われた後に食事が開始となります。まずは、飲水、その後は流動食、三分粥、五分粥、七分粥、全粥、常食となります。

三分、五分粥の時点から、エキストラバージン・オリーブオイルを大さじ一杯程度加えて摂取するとエキストラバージン・オリーブオイルに多数含有されるオレイン酸の作用で、腸管内残渣の排泄がスムーズとなり、腸閉塞予防にもつながってくるのです。

＜手術後に注意すべき便秘＞

手術後に時々起こるのが便秘です。一度に多くの量を食べないで間食をうまく利用するとよいとされています。１０３頁にすすめられる食品を提示します。つまり便秘をおこしやすい食材とおこしにくい食材があるので注意が必要です。

がん手術後には定期的な検査が必要です。というのは再発・転移ということがあるからです。

（1）縫合不全

縫合した組織間が十分に癒合せず、縫合部位の一部や全体が解離してしまう術後合併症のひとつ。

（2）腸閉塞

さまざまな原因により、腸の内容物の肛門側への通過に障害をきたした状態を指す。

（3）排尿障害

膀胱に尿を貯め、貯まった尿を体外へ排泄するという排尿サイクルの過程に異常をきたす状態のこと。

（4）性機能障害

性機能に障害があり、性交が上手くいかない症状の総称。主に男性の病気と言われるが、女性の場合も少なくなく、不妊症の原因のひとつにもあげられる。

手術後の食品類

すすめられる食品
たんぱく質：皮なし鶏肉、ささみ、脂肪の少ない牛・豚、レバー、アジ、カレイ、サケ、タラ、ヒラメ、カキ、はんぺん、鶏卵、豆腐、煮豆、ひきわり納豆、きなこ、牛乳、ヨーグルト、乳酸菌飲料、チーズなど
炭水化物（糖質）：おかゆ、やわらかいご飯、うどん、パン、マカロニ、ジャガイモ、サトイモ、ナガイモ、果物の缶詰、リンゴ、熟したバナナ、モモ、洋ナシ、ビスケット、カステラ、ゼリーなど
脂質：植物油、バター、マーガリン、生クリームなど
ビタミン・ミネラル：細かくやわらかく煮た野菜（カブ、カボチャ、カリフラワー、キャベツ、大根、トマト、ナス、白菜、ブロッコリー）、梅干しなど
その他：番茶、麦茶、ジュース、薄いお茶、薄い紅茶、コーヒーなど
控えたほうがよい食品
たんぱく質：カツ、ステーキ、バラ肉、ハム、ベーコン、貝類、イカ、タコ、かまぼこ、干物、佃煮、塩辛、大豆、枝豆など
炭水化物（糖質）：玄米、赤飯、玄米パン、胚芽入りパン、ラーメン、チャーハン、焼きそば、サツマイモ、こんにゃく、しらたき、パイナップル、柑橘類、干し果物、揚げ菓子、辛いせんべい、豆菓子など
脂質：ラード、天ぷら、フライなど
ビタミン・ミネラル：ゴボウ、たけのこ、ネギ、レンコン、フキ、ゼンマイ、きのこ、ウド、ニラ、ニンニク、ミョウガ、たくあん、こんぶ、のり、ひじき、わかめなど
その他：辛子・カレー粉・わさびなどの香辛料、炭酸飲料、アルコール、濃いお茶、濃いコーヒーなど
間食としてし摂りやすい食品
ヨーグルト、牛乳、乳酸菌飲料、カスタードプリン、アイスクリーム（一気に食べない）、チーズ、果物の缶詰、バナナ、リンゴ、ジュース、バターロール、クリームパン、やわらかいパン、ホットケーキ、ビスケット、ウエハース、卵ボーロなど

【出典】国立がん研究センターがん情報サービス「生活・療養～手術後の食事」より作成

治療した結腸がんの検査時期の目安

術後経過年数	1年				2年				3年				4年				5年			
	3	6	9	12	3	6	9	12	3	6	9	12	3	6	9	12	3	6	9	12
問診	●	●	●	●	●	●	●	●	●	●	●	●		●		●		●		●
腫瘍マーカー	●	●	●	●	●	●	●	●	●	●	●	●		●		●		●		●
胸部CT		●		●		●		●		●		●		○		●		○		●
腹部CT		●		●		●		●		●		●		○		●		○		●
大腸内視鏡検査				●								●								

治療した直腸がんの検査時期の目安

術後経過年数	1年				2年				3年				4年				5年			
	3	6	9	12	3	6	9	12	3	6	9	12	3	6	9	12	3	6	9	12
問診	●	●	●	●	●	●	●	●	●	●	●	●		●		●		●		●
腫瘍マーカー	●	●	●	●	●	●	●	●	●	●	●	●		●		●		●		●
直腸指診		●		●		●		●		●		●								
胸部CT		●		●		●		●		●		●		○		●		○		●
腹部・骨盤CT		●		●		●		●		●		●		○		●		○		●
大腸内視鏡検査				●								●								

●：ステージⅠ～Ⅲで行う　○：ステージⅠ～Ⅲでは省略可

大腸がん治療切除後のステージ別再発率と手術後の経過年数別累積再発出現率

ステージ	再発率（%）	手術後の経過年数別累積再発出現率（%）		
		3年以内	4年以内	5年以内
Ⅰ	3.7	68.6	82.4	96.1
Ⅱ	13.3	76.9	88.2	92.9
Ⅲ	30.8	87.0	93.8	97.8
全体	17.3	83.2	91.6	96.4

大腸がんの再発は５年以内にほとんどが起こり、５年を超えて再発する例は、全体の1%以下である。
【出典】大腸癌研究会・プロジェクト研究　1991-1996年症例より
大腸癌研究会編「大腸癌治療ガイドライン2016年版」金原出版　2016年

結腸がん・直腸がんの初発再発部位別再発率

再発部位	結腸がん再発率（%）	直腸がん再発率（%）
肝（臓）	7.0	7.3
肺	3.5	7.5
局所	1.8	8.8
吻合部	0.3	0.8
その他	3.6	4.2
全体	14.1	24.3

【出典】大腸癌研究会・プロジェクト研究　1991-1996年症例より
大腸癌研究会編「大腸癌治療ガイドライン2016年版」金原出版　2016年

5章

QOL（生活の質）

※QOLとは
「Quality of Life（クオリティオブライフ）」の略称。人が人間らしく満足して生活しているか、自分らしい生活が送れているか「生活の質」を評価する概念。患者が自身の尊厳を保ち、その人らしい満足いく生活の実現を目的とした治療・援助を目指す。

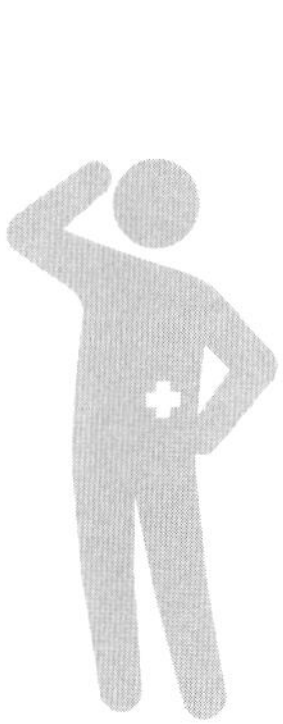

＜手術の内容によってＱＯＬは異なる＞

大腸がん術後のＱＯＬは、けっこう大きな問題のひとつです。早期大腸がんなどで内視鏡的切除を受けた人と、腹腔鏡下手術（外科的手術）、ストーマ（人工肛門）を形成した患者さんとでは、ＱＯＬの内容が異なってきます。

まずは、早期大腸がんなどで、内視鏡的切除を受けた方についてです。内視鏡的切除では、大腸の機能が大きく障害を受けることはないのです。ですから、術後１週間から２週間程度は、日常生活や食事内容が制限されることがありますが、それ以降は、通常の日常生活に戻ることが可能です。

次に外科的手術を受けた患者さんの日常生活についてです。私自身は内科系の内視鏡医ですので、外科系のことは、詳しくありません。そこで、国立がん研究センター、がん情報サービスの内容を引用させていただきます。

大腸がん手術後の患者さんが、よく言ってくる問題は、排便のコントロールの困難（頻回に排便・便意を認める）、腹部膨満感・便秘などです。これらの症状は、手術後には、比較的多くの患者さんに認められますが、半年～１年程度経過してくると軽減してくるものです。しかし、中には、１年以上経過してもなかなか症状が改善せず、私のクリニックの「便秘外来」を受診する人も少なくありません。また、手術や放射線治療の影響によって、排尿、性機能に関する症状が出現することもあります。

では、ここで、手術後に起こるＱＯＬ低下を示す自覚症状について述べておきます。

まず、腹部膨満感（ガスが排出しづらい）、便秘ですが、術後の腸の癒着の影響などで、大腸の運動が低下するため、排便力も低下していきます。それにより排便の流れが停滞しやすくなることによって起こりやすくなります。この様な方には、腸の動きをよくしたり、便の流れをスムーズにすることが可能な、エキストラバージン・オリーブオイルを大さじ1～2杯程度、パンにつけたり、スープ等に入れて摂取することをすすめています。そうすることで便の流れがスムーズになることが多いのです。また、癒着によって詰まりやすい部位が生じている場合は、海藻類、キノコ類、玄米、コンニャク、茎の太い野菜（たとえば春菊の太い茎等）の摂取を中止してもらっております。これらは、よく噛まないと未消化になりやすく、そのまま大腸内に流入し、癒着のある部位で、停滞し、腸閉塞の原因になる可能性があるからです。また、比較的長く持続する嘔吐や腹痛が出現している場合は、腸閉塞の前兆かもしれないので、担当医に相談するとよいです。

次に比較的多いのが1日に何度も便意を感じる場合です。これは直腸がんの手術後や放射線治療で放射線を直腸に照射した後に症状として出現することがあります。この様な場合、自宅にいる場合はまだよいのですが、外出時には、トイレの場所をあらかじめ、確認しておき、便意を感じた時にはすぐトイレに行けばよいのです。また、下着の中に小さなオムツパッドを敷いておくと安心です。取り換え用の下着を用意しておくのもよいでしょう。

尿意を感じない、尿が残っている感じがするなどの症状を認めるようであれば、泌尿器科医に相談すべきです。

＜大腸がん手術後の注意すべきこと＞

大腸がん手術後といっても、手術した部位によって症状の発現が異なっています。大腸とは、盲腸、上行結腸、横行結腸、下行結腸、S状結腸、直腸から成り立っているのです。つまり、それぞれの部位に出現したがんを切除した後に出現してくる症状が異なる可能性があるのです。

症例A：60歳　男性

3年前に便潜血反応陽性で、大腸内視鏡検査を施行したところ、上行結腸に約30ミリの進行がんを認め、腹腔鏡下で手術されました。その後、何も自覚症状もなく、通常の生活を送っていましたが、ある日、腹部膨満感が出現し、次第に強くなり、それとともに排便がほとんどなくなり、嘔吐、腹痛が出現したので手術の担当医のところを受診しました。レントゲン写真、腹部CT等で、腸閉塞と診断され、入院、絶食、輸液等を施行したところ、自覚症状が改善、排便も可能となったので2週間程度の入院ですみ、以降、外来通院となりました。

症例B：65歳　女性

下血を認めたので、大腸内視鏡検査を施行したところ、横行結腸約1／2周にまたがる進行した大腸がんを認め、腹腔鏡下で手術となりました。術後の経過は良好でしたが、退院直前に腹痛が出現、腹部レントゲン、腹部CT等にて腸閉塞と診断されました。この方は、担当医の判断で経口的にイレウス管⑴を挿入し、１週間程度の後に管を抜去し、食事開始後、自覚症状も認められませんでしたので、退院、以降、外来通院となりました。

症例C：78歳　男性

便潜血反応陽性で、大腸内視鏡検査を施行したところ、下行結腸に約20ミリ大のがんを認め、内視鏡的に切除したところ、病理所見⑵で、がん細胞が粘膜下層まで浸潤していたので腹腔鏡下で、下行結腸の一部を追加切除となりました。退院して5か月後に腹痛・腹部膨満感が時々認められるようになったので、大腸内視鏡検査にて切除部位を確認したところ、狭くなっており、大腸内視鏡挿入が困難なことが判明しました。手術を施行した担当医に相談したところ、ブジーによる腸管拡張を施行し、その後、自覚症状の出現は認められませんでした。

症例D：68歳　女性

下血して、大腸内視鏡検査を施行したところ、S状結腸に、腸管内の約３／4周にまたがる進行した大腸がんを認め、腹腔鏡下にて手術を受けました。退院直後から、従来より排便回数が多くなり、1日に5～10回程度になることも認められました。便を貯留する場所を手術で切除したので、ご本人の意向で、外出する時には、食事を摂らないようにすると多少は改善するので、日常生活の中に取り入れていくようになりました。

外科治療後の日常生活として、手術後は、ウォーキングやストレッチなどの軽い運動から始めて、1～3か月で手術前の日常生活が送れるようにこまめに体を動かすとよいとしています。また、腹筋を使う激しい運動は数か月控えるべきとしています。

また、これは私のクリニックにも、よく困って来院される患者さんがいるのですが、排便回数が増加してしまうというのです。大腸がんがよくできるS状結腸を手術してしまうと、便を貯留するところが無くなってしまうので、排便回数が増加してしまうからと示唆されます。このような患者さんの訴えの中には、外出時に頻回の便意が起きて困るというのです。このような患者さんには、外出時にトイレのある場所を事前に確認しておくことをすすめています。あるいは、どうしても不安な方には、紙パンツの使用や、着替えを持ち歩くこともよいでしょう。

ストーマのある患者さんが利用しやすい、ストーマを持っている人（オストメイト）専用のトイレも最近は設置され始めているそうです。

では、ここで一番気になる点について紹介します。

＜こんな時どうする!?＞

①ストーマから出血しました！
皮膚保護剤を剥がすときに見られるストーマ粘膜からの出血は、皮膚保護材との接触や拭き取る際のカット綿などのこすれで起こる一時的なものです。ティッシュペーパーなどで押さえておくと止血します。出血がおさまらない場合や、ストーマの中からの出血は、病院に相談してください。

②皮膚保護剤の溶解が早く、皮膚が赤い！
夏場気温が高かったり、熱が出ていたり、便の量が多かったり、下痢に傾いていると、皮膚保護剤は早く溶解します。次回は1日早めに交換してみましょう。それでもよくならなかった場合には、病院に相談してください。

③ストーマ用装具の不良！

使用しているストーマ装具の箱を取っておいて、皮膚・排泄ケア外来受診時に看護師に伝え、その際、どんな不具合があったのかも伝えてください。

直腸がん術後に人工肛門（ストーマ）になる方が存在します。そのストーマが一時的なのか、あるいは通常的なのかによっても、同様に注意が必要です。ストーマによるＱＯＬの低下は誰もが経験するのです。そこでストーマについて触れておきます。

・ストーマ保有者になっても、外出や旅行は大きな制限を受けることなく可能です。戸外へ踏み出すことで、身体の健康を取り戻せたという実感が持てる機会となります。

・病院外へ一歩踏み出すことで日常生活へ戻す意欲を高めるとともに、戸外の空気を吸うことで療養生活のストレスが発散されます。また「外出しても大丈夫」という自信と安心につながります。

・仮に「歩いて数分のスーパーに行く」というような短時間の外出であっても、装具を携帯する習慣を身につけてもらうことが必要です。

・車で遠方に出かける際には、臭気が車内にこもってしまう場合があるため、適宜換気をして、ストーマ装具（特にストーマ袋）を前日のうちに交換しておくとよいです。

・宿泊先の温泉や大浴場に入る際には、入浴用の装具に換えたり、ストーマ袋をコンパクトに畳んだりして入ることが可能です。それでも他者と入浴することに抵抗感が強い人には、最近では家族風呂など貸し切りでプライベートに入浴を楽しめる場合も多くあるため、宿泊先を決める時点でリサーチすることをお勧めします。

・飛行機に乗ると、気圧の変化によってストーマ袋の中の空気が膨張することがあります。相談を受けた場合は、こまめにストーマ袋の空気を抜く必要性を伝えます。二品系装具では空気抜きが簡単にできるが、単品系装具の場合はフィルター付き装具を選ぶとよいことをアドバイスします。

以上のような注意をしておけば、外に出ることもそんなに不安なく可能となります。

（1）イレウス管

鼻もしくは肛門から挿入して、腸内に溜まってしまった内容物を排泄させるチューブ状の医療器具。

（2）病理所見

生体から採取した病理検体の所見。肉眼的病理所見と組織学的病理所見があり、肉眼的病理所見は手術検体を肉眼的に診て記載される。組織学的所見は手術検体を顕微鏡用の標本になる大きさにトリミングし、そこから作ったプレパラートを顕微鏡で見て記載される。

6章 再発予防の食事術

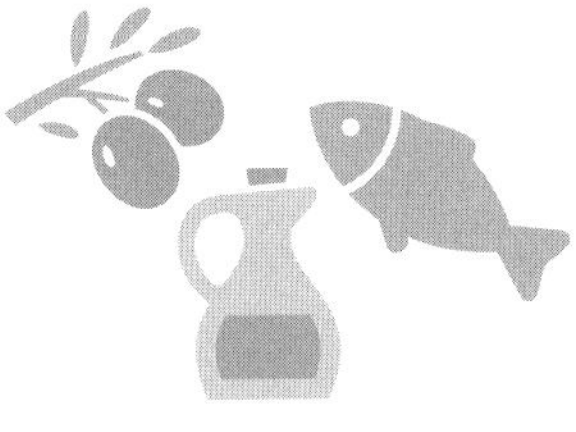

＜大腸がんに負けない食事方法を知る＞

食事内容の大規模調査で大腸がんのリスクを軽減することで知られているのは、地中海型食事です。この地中海型食事を中心に和食（家庭食）についても述べていきたいと思います。

大腸がんに大きく関与しているのは、食事、身体活動等の日常生活です。後述する2011年に公表された世界がん研究基金による食べ物、栄養、身体活動と大腸がんとの関係では、予防因子として確実なものとして身体活動と食物繊維を含む食べ物があげられていました。そこで私の考案したのがＦＩ値です。

＜主食をＦＩ値で比較＞

野菜、穀物、果実に含有される食物繊維は大腸がん予防に有用であることがわかっています。ところが、食物繊維は意外と無視されているのです。

間違ったダイエットは食物繊維不足を招き、困難な便秘を引き起こしがちです。ダイエットするときこそ、私が考案した低カロリーでありつつ、食物繊維

	エネルギー kcal	食物繊維（g）	FI 値
白米ごはん	168	0.3	560
玄米ごはん	165	1.4	117.9
2:1 もち麦ごはん	144	1.9	74.5
そば（茹で）	132	2.0	66.0
うどん（茹で）	105	0.8	131.3
スパゲッティ（茹で）	165	1.7	97.1
中華麺（茹で）	149	1.3	114.6
食パン	264	2.3	114.8
フランスパン	279	2.7	103.3
コーンフレーク	381	2.4	158.8

※日本食品標準成分表を基に FI 値を算出

量が多い食材を選ぶためのＦＩ値を活用して欲しいと思います。ＦＩ値は、日本食品標準成分表を基に「ある食材・食品中に含まれるカロリー（ｋｃａｌ）÷食物繊維総量（ｇ）」で、食品・食材の１００ｇ中のカロリーと食物繊維の比率を示したもので、ＦＩ値が低いものほど、食物繊維量が多くて低カロリー食材・食品ということになります。つまりＦＩ値が低いものを選んで食べれば、便秘になりにくく、太りにくい体をつくれるということです。では、穀物で比較してみましょう。

　このようにＦＩ値で比較すると２：１もち麦ごはんは、そばに次いでＦＩ値が低い食品ということになります。しかも、水溶性食物繊維[1]のβ－グルカンが多量に含有されていることを考えると、もっとも便秘になりにくく、太りにくい食品ということがいえそうです。

１９６０年代までは、日本で麦ごはんがあたり前だったことを考えると、１９６０年代の日本人は太りにくく（糖尿病の罹患率が低値）、腸内環境が良かった（大腸がんの死亡率が低値）ことと関係があるかもしれません。穀物を摂らない糖質オフ（穀物は糖質と食物繊維で構成されている）は、総合的には食物繊維オフにもなるので、大腸がん予防には全くならないのです。

＜腸をよくするためにもっとも大切なのは食事＞

腸の健康を保つためには、これら「消化」「吸収」「排泄」「免疫」の４つの腸の機能をスムーズに働かせることが大事です。

そのために重要なポイントがいくつかあります。

まずもっとも大切なものが食事です。小腸や大腸等の消化管は、食べた物が直接入ってくる器官であり、食事の内容が腸の働きを大きく左右します。象徴的なのは便秘です。便通をよくするためには食物繊維や乳酸菌など、腸管を動かす食材が欠かせません。

また、腸の大事な役割である免疫機能においても、ある種の栄養素が重要なことがわかってきています。

例えば、アミノ酸の一種で、肉や魚、卵などに比較的多く含まれている「グルタミン」（ここでいうグルタミンは、うま味調味料のグルタミン酸とは異なるので注意してください）は、小腸結膜上皮の細胞のエネルギー源となり、さらにはリンパ球(2)の栄養源であり、つまりは小腸の免疫機能を活発に働かせるためにも積極的に摂りたい食材です。

また、「短鎖脂肪酸」は大腸の働きに欠かせない脂肪酸です。

短鎖脂肪酸は、大腸に存在する腸内細菌が食物繊維を基質として発酵することによってつくられます。この発酵のプロセスにおいて、食物繊維が重要なのです。産生された短鎖脂肪酸（なかでも酪酸）は結腸の運動を刺激したり、消化管の上皮細胞の増殖を促進したり、さらには粘膜の血流を増加させたりという、いわば大腸の活動のエネルギー源となるのです。

ほかにも、腸の働きに役立つ必要な食材として、豊富な水分、オリーブオイル、ペパーミント、オリゴ糖(3)などが知られており、その効果はさまざまな実験によって検証されています。

私たちの周りには腸によい働きをする食材が意外に多いわけで、これを利用しない手はありません。

＜大腸がんの危険因子＞

大腸がんは、現在でも発症の原因が不明であるがんのひとつです。日本人の生活様式の欧米化に伴って増強したことは間違いない事実ですが、最近、年齢調整罹患率を見ると横ばいになってきました。しかし、大腸がんの危険因子については、次第にさまざまな事が判明してきたのでここで紹介します。

２０１１年に世界がん研究基金および米国がん研究機関によって、食物、栄養、身体活動と大腸がんとの関連について総括報告書が提示されました。その結果によると、大腸がんでは、赤身肉（牛、豚、羊などの肉、鶏肉や魚は含まない）、加工肉（ハム、ソーセージ、ベーコンなど）、アルコール飲料（男性）、肥満、内臓脂肪型肥満、高身長などが危険因子であることが確実とされました。

身体活動と大腸がんについてです。身体活動は、結腸がんの発生を予防する

食物、栄養、身体活動と大腸がんとの関連（国際評価）

確実性	予防因子	危険因子
確実	身体活動、食物繊維を含む食物	赤身肉、加工肉、アルコール飲料（男性）、肥満、内臓脂肪型肥満、高身長
ほぼ確実	にんにく、牛乳、カルシウム	アルコール飲料（女性）
限定的	非でんぷん野菜、果物	鉄を含む食物
示唆的	ビタミンDを含む食物	チーズ、動物性脂肪を含む食物、砂糖を含む食物
結論が出ていない	魚、グリセミック指数、ビタミンE、葉酸、ビタミンC、セレニウム、低脂肪、食事パターン	

※ World Cancer Research Fund（WCRF）による報告

ことが確実と考えられています。その影響は特に男性においてです。では、なぜ身体活動が重要なのでしょうか。日本では、自動車の普及や仕事内容の変化により、日本人の身体活動は減少してきていると考えられています。結腸がんが身体活動により予防されるメカニズムとしてはいまだ不明なのですが、身体活動が、腸管蠕動を亢進して便の排泄を促進すること、フリーラジカル消去能[4]を亢進させること、NK細胞[5]活性を高めること、肥満を予防すること、インスリン[6]感受性を高めることなどが推定されています。おそらくは、身体活動による結腸

大腸がんと関連する要因（日本における評価）

確実性	予防因子	危険因子
確実		アルコール飲料
ほぼ確実	身体活動（結腸）	肥満
可能性あり	食物繊維、カルシウム、魚由来の不飽和脂肪酸	喫煙（直腸）、加工肉、糖尿病
データ不十分	喫煙（結腸）、身体活動（直腸）、高身長、野菜、果物、コーヒー、イソフラボン、カロチノイド、にんにく、ビタミンD、肉、魚、牛乳、乳製品、穀類、食事パターン、葉酸	

※国立がん研究センター参照

がんの予防は、腸管蠕動亢進(7)など、結腸に特異的に作用する機序がもっとも強く働いているからではないかとも考えられています。世界がん研究基金と米国がん研究機関の報告では、職業的な身体活動が中程度以下であれば、1日に1時間の速歩かそれに匹敵する運動と、さらに1週間に少なくとも合計1時間の活発な運動をすすめています。

次に野菜です。世界がん研究基金と米国がん研究機関の報告では、野菜の摂取は大腸がんを予防することが、1997年版では確実と考えられていましたが、2011年版では「非でんぷん性野菜や果物」は「限定的な予防因子」とされています。

野菜の種類としては、緑黄色野菜に限らず、すべての野菜に大腸がんの予防効果があると考えられています。量としては、これはかなりの量ですが、野菜と果物を合わせて1日に400〜800グラム摂取することがすすめられています。日本人の現在の摂取量は、2001年の厚生労働省国民栄養調査において、男性は野菜が286・3グラム、果物が116・5グラム、女性は野菜が273・3グラム、果物が145・7グラムを平均で摂取しているというデータになっています。このデータですと、なんとか1日量400グラムを摂取していることになっていますが、実際に400グラム以上の野菜、果物を1日に摂取しているかどうかなんて、誰にもわからないのではないかと考えられます。また、私の外来に来院する20〜30代の女性に問診で質問しますと、果物などほとんど摂取していないのが現状です。

野菜の摂取による大腸がんの予防となるメカニズムとしては、緑黄色野菜に多く含有されるカロチノイド、野菜全般に多く含有されるビタミン、ポリフェノール、フラボノイド、葉酸などによる抗酸化作用や、食物繊維の作用などが考えられています。しかし最近の疫学的な大規模なコホート研究の結果では、きわめて野菜などの摂取量が少ない場合（つまりこの場合は大腸がん発症のリスクが増加します）以外は、大腸がん予防のために積極的に野菜の摂取量を増加させなくてもよいとも指摘されています。つまり通常量の野菜を摂取していればよいということになります。ただし、最近の30歳以下の外来患者に野菜摂取量を質問すると、食事回数の減少も関与するため、摂取量は減少していると示唆されるのです。これでは大腸がんのリスクが増加します。

次にアルコールについてです。アルコールの摂取は大腸がんの発生を促進することが指摘されています。世界がん研究基金と米国がん研究機関の報告では、がん予防のためには、飲酒はすすめられないとしています。さらにどうしても飲酒する場合には、男性では、ワインであればグラス1杯、もしくはウイスキーなら水割り1杯、ビールなら250ミリリットル程度、女性はその約2分の1程度以下にするべきであるとしています。ではなぜアルコールの摂取がよくないのでしょうか。これは、明確には判明していませんが、アルコールの代謝産物であるアセトアルデヒドによる細胞障害、アルコール摂取によるビタミンB群や葉酸などの栄養素の欠乏、アルコール摂取による下痢（アルコール自体は小腸を刺激する作用あり）に伴う大腸粘膜の障害、アルコール摂取に伴う脂肪やエネルギーの過剰摂取などが推定されています。最近日本では、摂取量の増加が認められますので注意が必要です。

最後に肉類についてです。肉類、特に赤身肉の摂取は、大腸がんの発症を促進することがほぼ確実視されています。ここでいう赤身肉とは、豚肉と牛肉を指しており、鶏肉は含めていないのです。赤身肉ががんのリスクとなる理由については、次のようなことがいわれています。

①肉を摂ると脂質を多く摂ることになります。その結果、コレステロールや飽和脂肪酸（動物性脂肪に多く含まれ、摂取すると血中コレステロール値を上昇させる）などの摂取量が増加することになります。その結果、胆汁酸分泌の増加、さらには二次胆汁酸の増加を招くことになります。この二次胆汁酸に大腸がんに関与しているものがあるのです。

②肉を焼くことによって焦げつきます。この焦げに含まれるニトロソ化合物(8)の作用が大腸がんと関連があるといわれています。しっかりと火を通した肉（ウェルダン）を好む人の方が大腸がんになりやすいという指摘もあるのです。

③赤身肉には鉄分が多く、適量の鉄分は体にとって必要なのですが、脂質が一

緒になっていることが問題なのです。つまり脂質と鉄分が組み合わさることで活性酸素を産生する「フェントン反応」（鉄の酸化）を起こしやすくなるのです。鉄の過剰摂取によるフェントン反応によってヒドロキシラジカル（9）の産生に結びつくのです。活性酸素はがん発生の引き金となり、問題なのです。世界がん研究基金と米国がん研究機関の報告では、赤身肉の摂取は1日に80グラム未満におさえること、可能であれば赤身肉のかわりに魚類、鶏肉類の摂取をすべきであるとしています。さらには調理法として、黒焦げになった物は食べないこと、肉汁の焦げたものをさけること、直火で焼いた肉類を食べるのは控えめにすること、などをすすめています。

２０１５年には、世界保健機関（ＷＨＯ）によって、加工肉が大腸がんのグループ１の発症がん物質であることが提示されました。このことは、日本の報道ではあまり日本には当てはまらないということでしたが、実際には、加工肉を適食している人は、多数存在していると示唆されます。さらに現在の「肉・ステーキ」ブームで、赤身肉を摂ることが健康につながるということも、よく書かれていますが、ＷＨＯの勧告を考えると摂りすぎは禁物です。

では、個々の危険因子について見ていきたいと思います。

まずは、アルコール飲料についてです。アルコールが大腸がんのリスクを上げる機序としてはアルコールの代謝産物であるアセトアルデヒド(10)の発がん作用、喫煙との相乗作用、大腸粘膜細胞への他の発がん性物質の透過性の増大、プロスタグランジンの産生、脂質の過酸化、フリーラジカルの生成などの関与があげられています。

＜肥満によるがんと発がんの機序＞

肥満は、発がんの絶対条件とはいえないとしても、発症のリスクとなることは間違いなさそうです。では、そのメカニズムはどんなものが考えられているのでしょうか。それは、肥満そのものが脂溶性発がん物質を多く貯留させるという考え方があげられます。というのは、外因性の発がん物質の多くは脂溶性であり、脂肪を多く摂取することが多い肥満者では、発がん物質の体内への取り込みが増加し、脂肪組織中に発がん物質が蓄積される可能性があるためです。その結果、発がんのリスクが高まることになるのです。脂溶性の発がん物質は、食物や水などを通じて、体内の脂肪細胞に取り込まれ、その後に血液中へと流れてさまざまな発がんに関与すると考えられているのです。その代表的な物質が、強力な毒性を持ち強い発がん物質であるダイオキシンなどなのです。

次の問題点としては、血糖をコントロールするインスリンです。インスリンのもうひとつの働きとして細胞増殖作用があるのです。肥満やインスリン抵抗性の状態では、インスリンが恒常的に過剰に分泌され、慢性的な高インスリン血症の状態になるのです。その結果、細胞増殖が刺激され、腫瘍発生に働くのではないかとされています。高インスリン血症は大腸がん細胞の増殖を促進することが報告されています。また肥満になると血中インスリン濃度が上昇し、インスリン様増殖因子結合タンパク（IGFBP）1の濃度は低下することになります。その結果フリーのIGF－1の濃度が増加することになります。IGF－1は、体脂肪やウエスト周囲径と相関したり、細胞増殖を促進したり、アポトーシスを抑制したりすることで、大腸がんの成長や転移に関与することが指摘されています。

次にレプチンについてです。レプチンは脂肪細胞から分泌されるペプチドホルモンであり、体脂肪と比例してレプチンの血中濃度は増加します。またレプチンは、摂食や末梢のエネルギー代謝を調節する中枢である視床下部に情報を伝達し、食欲を抑制し、エネルギー代謝を亢進させ、体重を維持する作用なども有しています。レプチン受容体は、脳、筋肉、脂肪細胞、大腸や小腸の上皮細胞など、体内に広く分布しています。さらに、がんと高レプチン血症の関連性は、大腸がん、乳がん、前立腺がんなどで報告されています。大腸がんでは、レプチンの受容体が過剰に発現することから、肥満に関連した発がんの関与が示唆されています。

次にアディポネクチンについてです。アディポネクチンは、エネルギー消費を促進し、インスリンの感受性を改善する作用を有するとされています。さらに、アディポネクチンは、細胞増殖を抑制し、アポトーシスを促進する作用を有するため、抗腫瘍作用を有すると報告されています。ところが肥満者では、血中のアディポネクチン濃度は低下するのです。その結果、インスリン抵抗性が増加し、細胞増殖作用促進に作用するのです。低アディポネクチン血症は、結腸がん、乳がん、胃がん、前立腺がんなどで認められ、これらのがんのリスク・ファクターといわれるのです。

次にTNF－αについてです。肥満は、脂肪細胞の炎症性サイトカインの分泌を促進し、インスリン抵抗性を惹起するのです。慢性的なTNF－α刺激は、がん細胞のアポトーシスを抑制して、発症を促進するとされています。肥満は大腸がん発症に特に要注意なのです。

＜世界がん研究基金によるがん予防のための提言＞

世界がん研究基金は1997年にがん予防のための提言を行いました。その後10年経って改訂版が提示されたのです。

その内容は以下の通りです（2011年版）。

①野菜、果物、豆類、精製度の低いデンプン主体の主食など、植物性食品中心の食事をとる。痩せにならない程度にできるだけ痩せる。

②毎日30分以上の運動をする（早歩きのような中程度の運動）。

③高カロリーの食品を控えめにし、糖分が加わった飲料を避ける（ファストフー

ドやソフトドリンクなど)。
④いろいろな野菜、果物、全粒穀類、豆類を食べる(野菜と果物は1日400グラム以上)。
⑤肉類(牛、豚、羊など。鶏肉は除く)を控えめにして、加工肉(ハム、ベーコン、ソーセージなど)を避ける。目安は週500グラム未満。
⑥アルコール飲料を飲むなら、男性は1日2杯、女性は1杯までにする(1杯はアルコール10~15ミリリットル)。
⑦塩分の多い食品を控えめにする。
⑧がん予防の目的でサプリメントを使わない。
⑨生後6か月までは母乳のみで育てるようにする(母親の乳がん予防と小児の肥満予防)。
⑩治療後のがん体験者は、がんの再発予防のため、①~⑨に推奨したことにならう。

以上のような内容が提示されたのです。このような内容を、現在の日本人はどこまで守ることができるか、なかなかむずかしい問題です。

＜身体活動と大腸がん＞

前記の世界がん研究基金と米国がん研究機関の共同提言の報告では、食物や食品成分の発がん性や予防効果について疫学的研究(11)のデータをまとめ、解析して因果関係について評価しています。まずは予防因子についてですが、ニンニクや、牛乳、カルシウムがあげられていますが、統計学的有意差にいたっていないので、「ほぼ確実」という評価になっています。

次に促進因子についてです。促進因子として大きな問題となっているのは、赤身肉や加工肉です。この原因として、加工肉に含まれる塩分や亜硝酸塩、N－ニトロソ化合物、高温調理によるヘテロサイクリックアミン、多環芳香族炭化水素(12)およびヘム鉄(13)によるフリーラジカルなどが考えられています。

次にアルコールです。最近の疫学的研究を見ますと、ほとんどの研究において、アルコールは大腸がんの促進因子といわれています。アルコール消費は男性に多く、アルコールの大腸がん促進作用も男性に強く認められているのです。この原因として、ホルモンに起因したアルコール代謝や感受性の男女の違いが原因ではないかと考えられています。

最後に、身体活動と大腸がんについてです。欧米の疫学的研究の多くでは、身体活動は大腸がんの予防効果を認められているのです。日本でも、特に男性では身体活動が大腸がんのリスクを低下させるという研究内容が公表されています。その機序としては、身体活動による肥満の改善効果、としてのインスリン抵抗性改善作用、さらには腸管蠕動亢進、細胞性免疫の増強活性酸素生成抑制などが示唆されています。

＜大腸がんと肥満～メタボリック・シンドローム＞

もう少し詳しく大腸がんと肥満～メタボリックシンドロームについて詳しく述べていきます。

大腸がんと肥満との関連が多くの疫学的研究から示されています。２００３年のＷＨＯ／ＦＡＯ報告では危険因子として、『ｃｏｎｖｉｎｃｉｎｇ２００７年』の世界がん研究基金と米国がん研究機関の報告でも確実とされています。

その機序としては、前述のごとくインスリン抵抗性に基づく高インスリン血症、インスリン様増殖因子（ＩＧＦ）などの関与が前述のごとく指摘されています。つまり、肥満によってインスリン抵抗性、高インスリン血症がおこり、インスリンはＩＧＦ－１結合タンパク（ＩＧＦＢＰ）の発現を抑制することになります。インスリンとＩＧＦ－１はともに増殖因子であり、細胞増殖の促進にアポトーシスの抑制が生じ腫瘍発生に働くと考えられています。血中インスリン値、ＩＧＦ、ＩＧＦＢＰと大腸がんとの関連も指摘されており、特に高インスリン血症の関与が示唆されています。またインスリン抵抗性に関与するのは、皮下脂肪ではなく、内臓脂肪なのです。最近では、メタボリック・シンドロームと大腸がんとの関与も指摘されています。というのは、メタボリック・シンドロームを構成する４つの因子、肥満、高血糖、高血圧、高脂血症のうち、肥満、高血糖に関しては正の関連を示しています。高脂血症に関しては、高中性脂肪血症⑭に大腸腫瘍のリスク・ファクターの可能性が指摘されていますが、現在は検討課題です。

＜大腸がんと食物繊維＞

1972年に外科医のデニス・バーキットらがアフリカにおいて大腸がんが稀であること、精製されていない食物の摂取や多量の野菜類の摂取に関する疫学的研究から、食物繊維の摂取は大腸がんに対して予防的に効果があると提示しました。これが食物繊維と大腸がんの関係について述べた最初の報告です。

その後、さまざまな研究が行われた後に、1990年から2005年の間に行われた大規模な前向き研究の多くは、食物繊維の大腸がんに対する効果に関して明確にできませんでした。日本でも国立がん研究センターの研究で9万人を対象に約5年間にもわたる追跡調査において、食物繊維のがんに対する抑制効果を明確にすることはできなかったのです。しかし、食物繊維摂取量の少ない群（5グラム／日　前後摂取）では、多い群（30グラム／日　前後摂取）と比較して、大腸がんへのリスクが高いと述べられています。したがって、現時点では、他の病気の予防も含めて1日16～20グラム（厚生労働省では1日20グラム以上の摂取をすすめています）の食物繊維摂取が大腸がん予防につながるのではないかと示唆されます。

以前は食物繊維をとればとるほど、大腸がんになりにくいと考えられていました。ところが、10万人以上に実施した最新の疫学調査では、食物繊維を多く摂ってもがんになるリスクに変化は認められなかったという調査結果が数年前に公表されました。その後も同様の研究結果が複数報告されました。一方で、2003年にはヨーロッパ8か国52万人の大規模な調査がおこなわれました。その結果、平均食物繊維摂取量が1日13グラムと比較して、男性では36グラムの群で明らかに大腸がん発生の危険が減少しているというデータが報告されています。また、アメリカのがん研究の権威ともいえる「米国がん研究機関」が「世界がん研究基金」の協力を得てまとめている「食品・栄養・身体活動と大腸癌」(世界がん研究基金／米国がん研究機関報告書)の最新版(2011年)では、大腸がん予防に関するエビデンス(科学的根拠)として、「非デンプン性野菜や果物」を「限定的な予防因子」と紹介しています。このように、食物繊維の大腸がん予防効果は、まだ完全な結果が出るまでには至っていないのではないかと示唆されます。

では、大腸内視鏡医の立場から見た意見を言わせていただくと、大腸がんのうち、約70％前後は、便が貯留しやすいS状結腸から直腸にかけて発生しています。ですから便を貯留させずに、いかにすみやかに排出させるかということが大腸がん予防のポイントになってくるのではないかと考えられます（大腸がんの原因はいまだ不明で、老廃物に入っている物質の何かが大腸がんを引き起こすのではないかと推測されています）。そこで、排便を促すためには、一定量の食物繊維の摂取が欠かせないのです。つまりしっかりと食物繊維を摂って、定期的に便を排出することが望ましいといえます。今後、大腸がんの原因が明らかになってくれば、確実な予防法（食事などの生活習慣）についてわかってくるのではないでしょうか。

＜大腸がん術後と食物繊維＞

では、大腸がん術後の患者さんの食物繊維摂取に関しては、どうすべきでしょうか。基本的には、大腸がん予防の方法と同じです。ただし、注意しなければならない点もあります。内視鏡で大腸がんを切除した場合は問題ないのですが、腹腔鏡手術、開腹手術を受けた患者さんは次の点に注意すべきです。これは、未消化になりやすい食物繊維の素材、たとえば、玄米、コンブなどの海藻類、キノコ類を多量に摂ると、手術してつないだ腸管の部位で未消化物質が閉塞する可能性があるので注意を要します。コンニャク等も同様です。なるべくなら上記の素材を避けるべきです。特に玄米はよく噛まないで食べると玄米そのままが消化されずに、腸内に貯留しやすいのです。

健康に良いからと、術後の患者さんで玄米を摂る方がいますが、これはお勧めできません。腸閉塞になる可能性があるからです。麦めしがよいのです。

＜地中海型食生活はがん死や主要疾患の予防に有益である＞

１９６０年代、ミネソタ大学の教授である、アンセル・キーズ博士らは、７か国研究を通じて、地中海型食生活は有益であることを提示しました。またその中で、ギリシャのクレタ島の住民は、脂肪摂取量（その多くはオリーブオイル）の割に、心疾患の死亡率が低いことを報告し、クレタ島やその他のギリシャ、南イタリアなどの地中海沿岸地域の伝統的食生活（地中海型食生活）が原因と提示したのでした。１４５頁のフード・ピラミッドに示すように、野菜や果物、全粒粉のシリアルやパン、パスタ、ナッツ・豆類の摂取類が多く、オリーブオイルを主要な脂肪源とし、魚や鶏肉を摂り、赤身肉は少なく、ワインも少量食事中に摂るというのが特徴です。このピラミッドをよく見ると、和食の素材とよく似ているのです。唯一の大きな違いは、オリーブオイルを摂るか摂らないかということです。この地中海型食生活の概念は、1960年代に確立されました。その後、心筋梗塞後の患者を対象とした再発作や死亡、入院などのイベント発生率を比較検討した二次予防に関する前向き研究報告である1999年のリヨン・ダイエット・ハートスタディでは、地中海型食生活が有用であることを示しました。それ以降、地中海型食生活が心臓疾患や糖尿病、がんなどの発生率や死亡率の低下に有益であるというさまざまなデータが報告されたのです。

2008年には、アメリカ、ギリシャなどで行われた12件の前向き研究の解析が『BMJ』誌で行われました。このデータの基になったのは1966年から2008年の間に発表された12件の研究で、計157万4299人を3～18年間追跡しています。このようなデータで調査した内容では、地中海

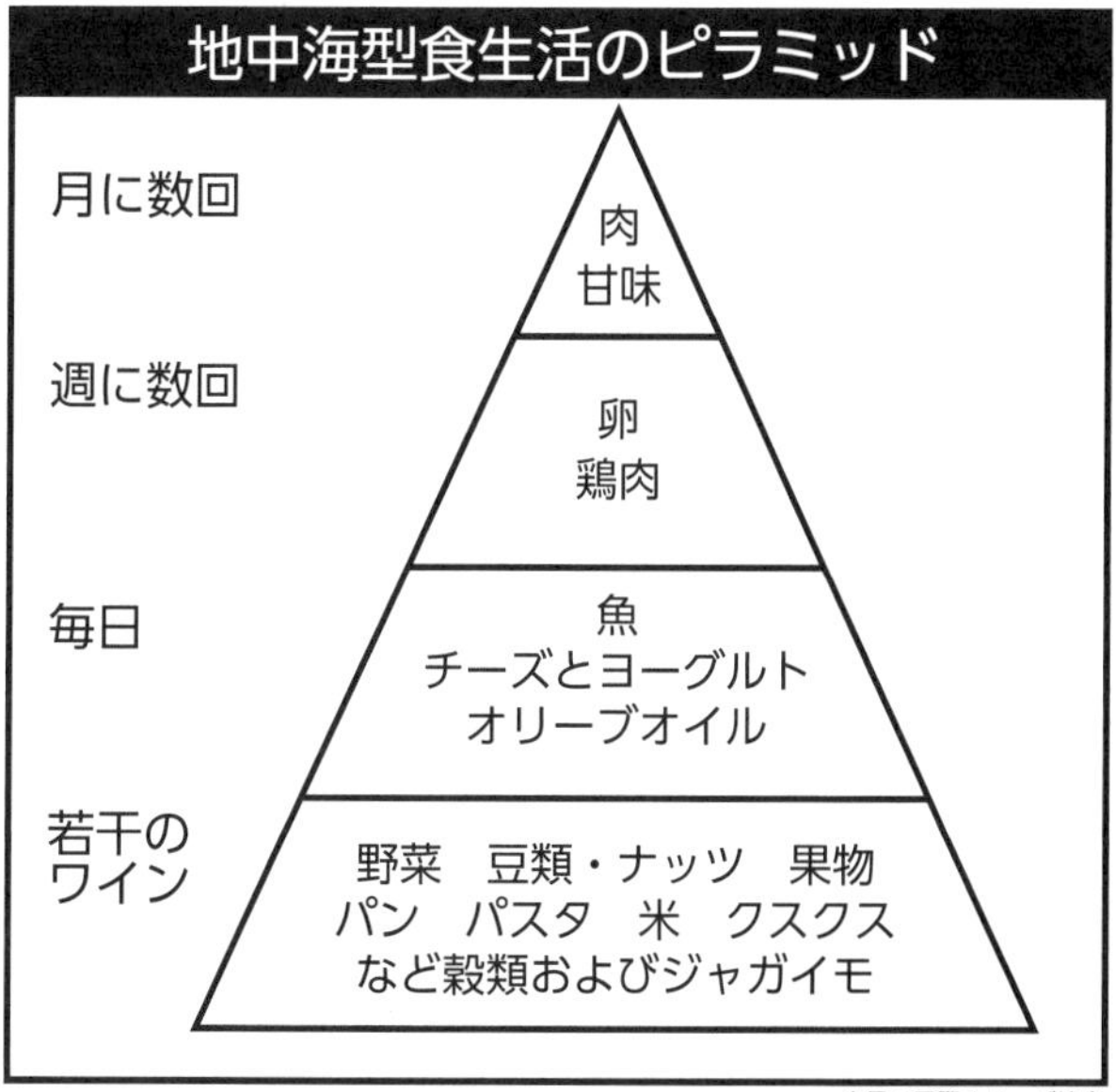

地中海型食生活のピラミッド

出展：国際オリーブ協会

型食生活のコンプライアンスと全死亡率の関連について評価していたコホート研究8件（対象51万4816人、死亡3万3576人）のデータを統合解析した結果、地中海型食生活のコンプライアンス度（野菜、果物、魚類、豆類、シリアル、ワインなどの摂取状況をスコアにして評価）のスコアが2点上昇すると、死亡リスクに有意な低下が認められたのでした。また地中海型食生活のコンプライアンス度が高い程、心血管死、がん発症やがん死、パーキンソン病[15]、アルツハイマー病[16]などの発症が有意に低下することも示されています。つまり、地中海型食生活のコンプライアンス度が高いと、全死亡率（9%）、心血管疾患死（9%）、がん発症やがん死（6%）、パーキンソン病やアルツハイマー病の発症（13%）が有意に減少することが提示されたのです。

＜地中海型食生活と大腸がんとの関連＞

……メタアナリシス

２０１６年に米国内科学会誌に載ったメタアナリシス（複数の研究結果を照合し、分析すること）によれば、地中海食を食べ続けた人々と、そうではない人々を比較すると、がんによる死亡率が14%、がんの発生率が4%低下し、大腸がんになるリスクが9%低いと報告されています。

脂肪をとりすぎるとがんになりやすいということは以前より指摘されていました。

特に大腸がんは、以前は日本では罹患する人が少なかったのですが、ここ20

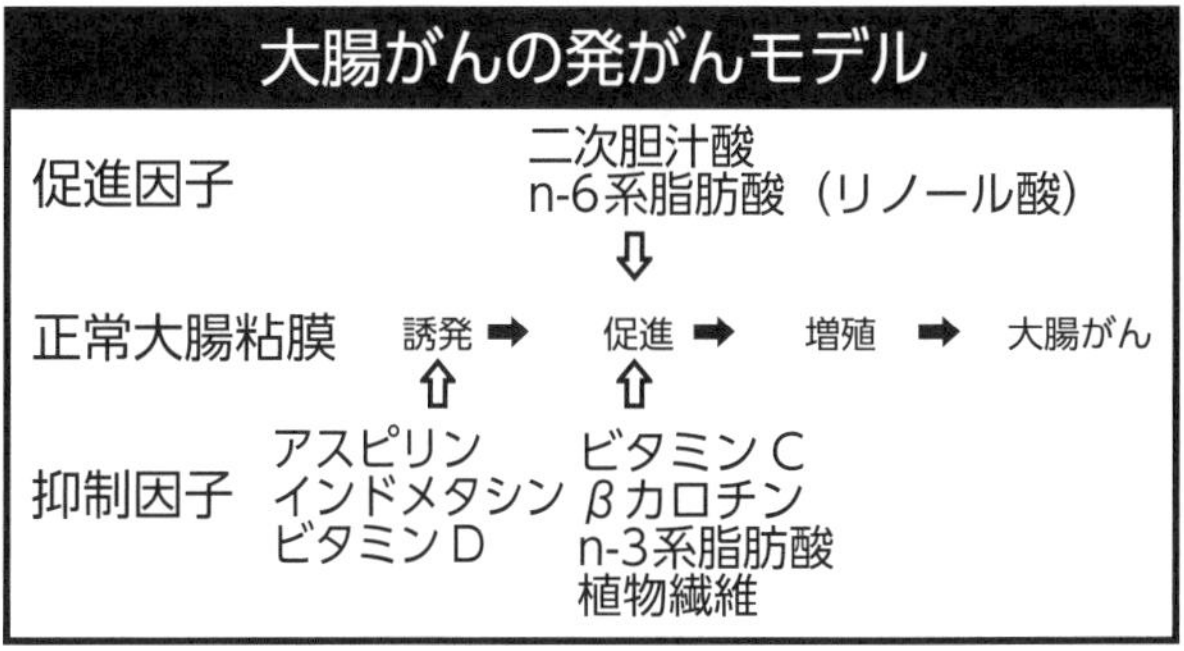

年来、急激に増加を認め、2003年には女性のがん死の中で大腸がんが1位となりました。また以前からエキストラバージン・オリーブオイル、魚などを多く摂取する南イタリア、スペインなどの地中海沿岸地域では大腸がんにかかる人が少ないことが指摘されていました。

　大腸がんの原因はいまだ不明ですが、大別して環境因子と素質因子の関与といわれています。特に環境因子の関与は大きく、大腸がんの原因のひとつとして必ずとりあげられるのが食の欧米化（主に北米の肉食、乳製品を多くとるスタイル）です。大腸がんの発がんモデルを上の図に示します。大腸がんは、腸内環境の悪化などによる遺伝子異常などによって正常大腸粘膜が誘発されて粘膜異常をおこします。さらにこれが促進されて腫瘍などの発生へとつながっていくのです。この誘発時の促進因子は不明ですが、抑制因子としては、アスピリンなどの鎮痛剤がよく知られています。アメリカ人は頭痛もちが多いのか、何かというとアスピリンを服用することが多く、アスピリンを頻回に服用している人には大腸がんの発生が少ないということがわかってきたのです。

また、動物実験でも、化学的発がん物質を投与して、大腸に前がん物質を発生させたラットを用いてアスピリンや非ステロイド系抗炎症剤（NSAIDs）による腫瘍性病変の抑制効果が確認されたのでした。

では、なぜNSAIDsが大腸がんの発生を抑制する効果があるかということに関して簡単にふれておきます。NSAIDsは、プロスタグランジン合成酵素であるシクロオキシゲナーゼ(17)（COX－1とCOX－2）の活性を阻害することにより、解熱、鎮痛、抗炎症などの薬理作用を示します。このCOX－1とCOX－2が大腸がんと関連があることが近年の研究でわかってきました。人間の大腸がん組織を用いた解析によると、COX－1の大腸がんでの発現量は正常の腸管と変わらないのに対して、COX－2は大腸がん組織での発現誘導が認められ、がん組織内のがん細胞をはじめ、マクロファージや血管内皮細胞などでも発現していることが明らかとなってきました。

　また、大腸がんではがん細胞自身がＣＯＸ－２を発現し、細胞増殖になんらかの作用を示しているものと考えられています。ＮＳＡＩＤｓはこのＣＯＸ－２の産生を抑制することで大腸がんの発生を抑制するとされています。またこのＣＯＸ－１、ＣＯＸ－２ですが、循環器病学の分野では心臓・血管系の動脈硬化の発生にも関与しているとされ、血栓予防にアスピリンが頻繁に使われています。以前私が調べたときに、エキストラバージン・オリーブオイルのもつポリフェノールがアスピリンと同程度血栓予防などに効果があるようなことが記載されていました。最近になってエキストラバージン・オリーブオイルに含有されるポリフェノールの一種であるオレオカンタールがＣＯＸ－１からＣＯＸ－２への変換をブロックすることが判明してきました。ということは、アスピリンが大腸がん予防に有効なのですから、エキストラバージン・オリーブオイルのもつポリフェノールも大腸がんに対して有効に作用するものと推測されます。エキストラバージン・オリーブオイル、青身魚（ＥＰＡリッチ）などを多く摂る地域で大腸がんが少なかった秘密が明確になりつつあるのです。

マヨルカ島は地中海の三大リゾートのひとつであり、スペインの地中海沿岸から約200キロメートルの沖合に位置しています。人口およそ60万人で、島で生まれた住民は73％です。ですからひとつのまとまった集団の中で、地中海型食生活がどのように大腸がんに影響を及ぼすのかということを知るには最適なのです。このマヨルカ島の住民の大腸がんと食生活について、E．BENIOTOらが90、91年に『INT．J．Cancer』誌の中で2つの論文を発表しています。この論文では、84年から88年までの期間に、マヨルカ島で認めた結腸・直腸がん患者286名とコントロール群295名を対象にしています。なお、82年から86年にかけての結腸がん罹患率（年齢調整後）は、男性で人口10万人に対し12人、女性は8・9人でした。これらの率は、いずれもスペインの他地域よりも若干高い値でした。また、直腸がんについては、男性は11・1人、女性は6・1人でした。この値も同様にスペインの他地域よりも若干高い値でした。

このマヨルカ島における結腸・直腸がんのリスクを食品別に、多変量解析したところ、新鮮肉（赤味の肉）の消費量が高いと結腸・直腸がんのリスクが高まり、アブラナ科の野菜（ブロッコリー、カリフラワー、キャベツ、芽キャベツなど）の摂取ががんの予防に関与しているという結果でした。さらに野菜を「野菜全体」、「食物繊維の多い野菜」、「食物繊維の少ない野菜」の3つのグループに分けて検討したところ、明確な効果のデータは認められませんでしたが、リスクの低下もどのグループにも認められませんでした。地中海諸国では、野菜が食生活の主要な部分を占めており、野菜の防御効果は地中海諸国でおこなわれた研究でも報告されています。また野菜の大腸がんへの予防効果は、WHOが指摘している点でもあります。さらに、直腸がんに関しては、乳製品がリスクを高めているという結果でした。オリーブオイルに関しては、結腸・直腸がんのリスクとの関係は認められませんでした。

次に同じマヨルカ島の結腸・直腸がん患者での摂取エネルギー量と栄養素類の関係を検討しています。マヨルカ島では、オリーブオイルを多く摂取しているので、一価不飽和脂肪酸の摂取量は、結腸・直腸がんの群とコントロール群ともに1日40グラム以上と高値でした。しかし、飽和脂肪酸、コレステロールに関しては、コントロール群と比較して有意に結腸・直腸がんの群が高値を示しています。このように、オレイン酸などの一価不飽和脂肪酸を多量に含有するオリーブオイルの消費量が格段に多いマヨルカ島での大腸がん（結腸・直腸がん）の危険因子は、飽和脂肪酸やコレステロールの摂取が関与している可能性が大きいことがわかりました。

次に相対的リスクは、結腸・直腸がんは食事による総カロリー摂取量と関与しており、防御機能としては豆類等の食物繊維摂取量および葉酸摂取量との関連が指摘されています。このようにオリーブオイルの摂取を主体として生活している地中海やマヨルカ島での結腸・直腸がんのリスク・ファクターは、総カロリー摂取量やコレステロール、飽和脂肪酸であり、少なくともオレイン酸などの一価不飽和脂肪酸はリスク・ファクターに関与していないといえます。

＜大腸がんと活性酸素＞

がんと食事の因果関係が初めてわかったのは、動物性脂肪でした。１９７５年の世界各国の調査で、大腸がん、乳がん、前立腺がんなどで動物性脂肪摂取量が多いと罹患しやすいという事が判明したのです。では、なぜ動物性脂肪を摂り過ぎるとがんになりやすいのでしょうか。ひとつには、動物性脂肪は、主に飽和脂肪酸が多く含有されています。この飽和脂肪酸は、マクロファージなどの炎症細胞の受容体であるTLR4に結合して、炎症を起こすことがわかってきたのです。さらにこの炎症によってがんのプロモーション段階が促進されるのだそうです。一方、魚の脂の脂肪酸であるn－3系のDHA、EPAは、TLR4に飽和脂肪酸が結合するのをブロックして炎症を抑制するのです。この結果、がんを予防する方向に向かうのです。つまり魚の脂であるEPA、DHAなどは慢性炎症を抑制して、がんの成長を抑制するのです。

体内のコレステロールのうち、食品からのものは20～30％前後で、残りの70～80％は動物性脂肪が肝臓で合成されるのです。このコレステロールは、毎日体内で2g前後作られ、同じ程度の量が体外に排出されるのだそうです。そして排出量の約3分の1は胆汁酸（一次胆汁酸）になり、胆汁酸は腸内細菌によってデオキシコール酸やリトコール酸という二次胆汁酸に変化するのです。この二次胆汁酸が発がんの原因物質の可能性があるのです。動物性脂肪を多く摂取すると、コレステロールが多数作られ、腸内に二次胆汁酸が多量に排出され、その結果大腸がんを引き起こすのではないかといわれているのです。最近の研究で、この二次胆汁酸が活性酸素を生成することがわかってきたのです。つまり、二次胆汁酸が生体内の細胞膜やミトコンドリアを傷つけ、結果的にミトコンドリアの電子伝達系を障害して、活性酸素を生成し、それががん遺伝子に突然変異を起こしているというわけです。

また、高脂肪食（動物性脂肪）で増加する二次胆汁酸や炎症細胞が作るサイトカイン、プロスタグランジンなどによる慢性炎症が発がんを促進すると考えられるようになりました。慢性炎症を起こしている例として、潰瘍性大腸炎があげられ、潰瘍性大腸炎の活動期が持続すると、発がんにつながることは以前より指摘されていた事実なのです。慢性炎症は、活性酸素やサイトカイン類によるプロモーション作用だと考えられています。このような発がんにつながる慢性炎症は、動物性脂肪で促進され、DHA、EPAなどの魚の脂では抑制されるのです。では、エキストラバージン・オリーブオイルはというと4種類もの抗酸化物質を含有していることから考えると、抑制系に働くと示唆されるのです。事実ギリシャなどの研究では、エキストラバージン・オリーブオイルや魚、野菜、果実を多く摂取する地中海型食生活を送っていたギリシャでは、乳がんの罹患率が低値であったと述べられています。
また1960年代のワインダーらの報告では、脂肪摂取量が低値であった日本では大腸がんの死亡率が低く、脂肪摂取量が多かったアメリカなどの北米では、大腸がんの死亡率が高値であったと指摘されています。またアメリカなどと同程度の脂肪摂取量であったイタリアでは、アメリカと比較して、大腸がんの死亡率が低値であったことが判明しています。これはイタリアではアメリカと比較してエキストラバージン・オリーブオイルの摂取量が多く、肉類や乳製品などの動物性脂肪の摂取量が少ない（つまりは脂肪の摂取内容の差異）結果ではないかと示唆できるのです。

＜エキストラバージン・オリーブオイルのポリフェノールと大腸がん＞

2000年以降、エキストラバージン・オリーブオイルに含有されるポリフェノールの大腸がんへの作用が次第に判明してきました。

ここでは「ヒドロキシチロソールはERK1／2およびサイクリンD1の阻害を通してヒトの結腸腺癌の増殖を抑制する」という内容を紹介します。

著者はG．Coronaら（英国、リーディング大学化学、食品薬品学部）で、掲載誌は『Mol．Nutr．Food Res．』（2009年）です。

エキストラバージン・オリーブオイルはポリフェノール化合物が多く、それは結腸がんの発症など多くの病理経過に対して有益な効果を発揮すると考えられています。

エキストラバージン・オリーブオイルの主なポリフェノール成分のひとつであるヒドロキシチロソールが、G2／Mにおける細胞周期阻害を通じて引き起す能力によって、ヒト結腸の腺がんに対して強い抗増殖作用を発揮することが指摘されています。

この抗増殖作用は、p38活性およびシクロオキシゲナーゼ－2（COX－2）発現の抑制よりも、細胞外シグナル調節キナーゼ（ERK）1／2リン酸化の強い抑制およびサイクリンD1発現の縮小によって始まったのです。

この結果が特にめざましいのは、ヒドロキシチロソールの結腸濃度が他のオリーブオイルポリフェノールと比較して高いことで、それが結腸がんはオリーブオイルを摂取すると発症しにくいことの説明に役立つことが示唆されるからです。

エキストラバージン・オリーブオイルの日常的な摂取は、がんの発症（特に結腸がん）などの多くの病理過程に対して有益な効果を発揮すると考えられています。結腸がんの発症を抑制するその能力は、培養した大腸がん細胞、動物およびヒトで実証されています。結腸・直腸の腫瘍過程を抑制する能力は、ヒドロキシチロソール、リグナンおよびセコイリドイドなどのオリーブオイルに存在するフェノール化合物によって一部が介在されると考えられています。実際にオリーブオイルのフェノール化合物によって、ヒト結腸の腺がん細胞の処理で、結腸がん発生、増殖および転移が抑制されます。

エキストラバージン・オリーブオイルは各種のフェノール化合物が多いですが、ヒドロキシチロソールが最大の研究対象であるのは、最も生物学的に利用可能なためです。しかしどのオリーブオイルポリフェノールの生物学的特性も、消化管でそれが吸収または代謝される度合いに依存するだろうと考えられています。ヒドロキシチロソールの値は比較的低いオリーブオイル中に存在するセコイリドイドの胃による加水分解および結腸の発酵により増加すると、結果として高いヒドロキシチロソールの結腸濃度となるのです。腺がん細胞に対してオリーブオイルポリフェノールが生体内で発揮する生物学的活性を有し、ヒドロキシチロソールはこの理由で重要な物質と考えられているのです。実際にヒドロキシチロソールの抗がん性は、HL白血病細胞、黒色細胞および結腸がん細胞系で以前から実証されています。

オリーブオイルのポリフェノールが抗がん作用を発揮する細胞メカニズムは、マイトジェン活性化プロテインキナーゼ（MAPK）経路およびシクロオキシゲナーゼ－2（COX－2）の発現と相互作用する能力と関連すると考えられています。結腸・直腸がん細胞におけるCOX－2の過剰発現は、細胞生存、細胞増殖、移動、浸潤および血管形成の促進を通じて、結腸・直腸新生物と強い関連を有するのです。

エキストラバージン・オリーブオイルの摂取は地中海型食生活で中心的な位置を占めました。その日常的摂取はがんなど多くの疾患の発症に対して予防を提供すると提案されてきました。高い比率の一価不飽和脂肪酸などの多量栄養素とともに、その習慣的な摂取は比較的高い値のポリフェノール、特にヒドロキシチロソール、リグナンおよびセコイリドイドを腸管上皮に届けるのです。他の油脂と比較してオリーブオイル中に高い値で存在するこれらのフェノール化合物は、この食事油脂の抗がん特性に寄与すると考えられています。

エキストラバージン・オリーブオイルのポリフェノールは、結腸発がん過程の各段階（発生、増殖、転移）を抑制またはアポトーシスの誘発によって結・直腸の発がんに対して抗がん作用を有すると示唆されます。

ヒト結腸がん形成の過程で、結腸・直腸がんから由来する細胞においてERK1／2が活性化されるので、ヒドロキシチロソールなどの食事物質によるERK1／2の抑制は、結腸細胞が速やかな分裂をする能力を切ることによって結腸がん進行を抑制する治療剤として作用する可能性が示唆されてきています。

結腸腺がん細胞に対するヒドロキシチロソールの抗増殖作用が特に適切と思われるのは、オリーブオイルに存在する他成分と比較してこのフェノール化合物に大腸上皮がさらされるためです。これは消化管におけるオリーブオイルポリフェノールの特有の代謝が原因であり、セコイリドイドの胃による加水分解および結腸におけるオレウロペインの細菌代謝がチロソールおよびヒドロキシチロソールの高い値を大腸にもたらすのです。

ヒドロキシチロソールの大腸におけるこの高い値およびERK1／2とサイクリンD1を通じてヒト結腸腺がん細胞の増殖を抑制する能力により、エキストラバージン・オリーブオイルで結腸がんは抑制されると考えられるのです。

オリーブオイルポリフェノールの一つであるヒドロキシチロソールが結腸がん細胞の増殖を抑制し、そしてがん細胞のアポトーシスを引き起こすのは、細胞の小胞体の長期ストレス（変性タンパクの活性化）およびSer／Thrホスファターゼ2A（結腸がん細胞のアポトーシスの誘発に関与する重要なタンパク質）などアポトーシス促進因子の過剰発現に関連する作用機構によることも判明しました。これらの内容は難しいのですが、重要なことなので記載しておきます。

地中海型食生活での、エキストラバージン・オリーブオイルの摂取は、ポリフェノールの摂取に大きく関与しています。このポリフェノールは、抗酸化性だけでなく、抗ウイルス性、抗細菌性、抗炎症性、抗がん性などを有し、また細胞信号伝達を調節する能力も有しています。小腸における限定された吸収のため、摂取したポリフェノールは、消化管で特に濃縮されて、多くの消化管異常に対して治療効果を示す可能性が示唆されています。エキストラバージン・オリーブオイルに存在するフェノール化合物には、単純フェノール、リグナン、セコイリドイドが含有され、その腸内代謝物とともに、大腸におけるオリーブオイルの抗がん作用の主な要因と考えられています。

ポリフェノールの大腸がんに対する作用が特に注目されたのは、ヨーロッパ諸国で多いがん死亡率のためです。正常な上皮から悪性腫瘍、がんへの変化は、食事因子が大きな要素を占めていることが判明しています。最近では、エキストラバージン・オリーブオイル中に存在するフェノール化合物が、直接的な抗がん作用およびがん細胞の信号伝達と細胞周期進行に対する影響の両方で、強い化学予防作用を発揮することを示す証拠が増加しているのです。腸管内に高濃度に存在し、相乗効果に関連するフェノール化合物の構造に、この作用は依存するとわかるのです。

エキストラバージン・オリーブオイルと含有されるヒドロキシチロソール等のポリフェノールの大腸（結腸・直腸）がんに対して、抑制的に作用することが判明してきたのです。

＜ESMOによる地中海型食生活の有用性に関する報告＞

２０１７年６月30日のＥＳＭＯ（欧州臨床腫瘍学会）のホームページに、地中海型食生活が大腸がんのリスク減少に関与しているという内容を載せました。これは、２０１７年世界消化器癌学会でイスラエルのテルアビブ・メディカルセンターのＦ．Ｉｓａｋｏｗ博士らが報告しています。彼らは食事調査票を用いて、対象者の毎日の食事の細目を詳細に調査しました。40～70歳で、大腸がんの高リスク因子のない対象者が、食事摂取頻度調査票に回答しました。地中海食をきっちりと摂取しているかについては、平均（中央値）よりも多く、果物、野菜、豆類、ナッツ、種子、全粒粉、魚、鶏肉を摂取し、飽和脂肪酸より一価不飽和脂肪酸の割合が高い食事（つまりオリーブオイル摂取が多く、肉類・乳製品摂取が少ない食事）を摂取していること、さらには平均（中央値）より赤身肉、アルコールおよびソフトドリンクの摂取が少ないことなどを定義しています(つまり、以上のさまざまな食事内容を地中海食としたのです)。F・Isakow博士らは、大腸内視鏡検査で異常を認めなかった対象者の群（つまり、クリーン・コロン群）と比較して、進行した大腸ポリープを認めた対象者の群では、地中海食の要素が少ないことを見出しています。またさらに、2～3個の地中海食の要素を摂取するだけで（例えば、オリーブオイル、魚、全粒粉、穀物などを中心に摂取）、全く摂取していない人（例えば、肉類、乳製品などを中心に摂取）と比較して、進行した大腸ポリープを発症する確率が半減するということを指摘しました。大腸ポリープについては、進行腺腫（10ミリより大きく高度の異形成あるいは繊毛組織を認めるもの）や非進行腺腫あるいは鋸歯状腺腫が4個以上ある。また10ミリ以上あるいは高度の異形成を有する鋸歯状腺腫のいずれかに当てはまる場合に、進行ポリープとしたそうです。

F・Isakow博士らのグループは、進行ポリープの発現率を低下させる最良の組み合わせは、①魚を多く摂取する、②果物を多く摂取する、③ソフトドリンクの摂取を少なくする、というような内容を指摘しています。地中海食の要素を全く摂取していない人と比較して、これら3つの摂取内容のうちのどれか1つを実践した人では、進行ポリープが発見される確率が30％強減少しており、さらには3つの要素すべてを実践した人では、その効果によって約86％減少しているとしています。

このようにエキストラバージン・オリーブオイルを中心とする地中海型食生活が大腸がん予防に有用であることが次第に判明してきたのです。

＜大腸がんとEPA・DHA＞

以前から、グリーンランド・イヌイットは、海獣、魚類から多量の脂を摂取する高脂肪食といえる食習慣であるにもかかわらず、大腸がんをはじめとする欧米型（いわゆる北ヨーロッパ、イギリス、アメリカなどの地域を指し、南イタリア、スペインなどの南ヨーロッパとは異なる）疾患が少ないことが指摘されていました。またアメリカ、オーストラリアで行われた調査から、魚の摂取量と大腸がんの発生頻度が負の相関を示す傾向にあることが指摘されています。さらに動物実験で、魚油あるいはその主要構成脂肪酸であるエイコサペンタエン酸（ＥＰＡ）、ドコサヘキサエン酸（ＤＨＡ）が大腸がんの発生を抑制することが報告されました。ＥＰＡ、ＤＨＡが大腸の発がんを有効に阻止する機序はいまだ明確にはなっていません。

①発がん促進物質である胆汁酸の減少

②ｎ－３系脂肪酸が取り込まれた細胞膜ではその流動性が変化するとともに、膜機能すなわち膜受容体の反応性、膜酵素の活性、膜透過性が変化することで、発がん促進物質に対する細胞の感受性が相対的に低下する可能性がある

③ｎ－２系プロスタグランジンの産生減少などがあげられる

　この③に関しては、ｎ－３系脂肪酸が膜脂質に優位に取り込まれると、ｎ－6系脂肪酸のリノール酸、アラキドン酸は減少、さらにｎ－３系脂肪酸によるシクロオキシゲナーゼの活性抑制の結果、ｎ－２系プロスタグランジンの産生が減少するといわれています。１９９０年代初頭までは日本における魚介類の１人あたりの１日の平均摂取量は約１００グラムであり、摂取カロリーの６％は魚油から得ていると計算されていました。しかし、現在では魚介類の摂取量

はあまり変化しないにもかかわらず、肉類や他の食品からの脂肪摂取量は増加してきているのです。したがって、n－6系の脂肪酸の摂取を抑制することの重要性が示唆されるのです。

＜地中海型食生活が大腸がん抑制につながると考えられる前向きな検討＞

現在までのところ、地中海型食生活、エキストラバージン・オリーブオイルの大腸がん抑制効果は、次第に解明されてきました。これらは、大腸がん患者のコホート研究や、あるいはエキストラバージン・オリーブオイルの動物実験での効果の研究が主でした。私の調べた範囲内では、大腸がんへの地中海型食生活やエキストラバージン・オリーブオイルの前向きな研究は見つかりませんでした。

私のクリニックでは年間に10～20例以上の早期大腸がんや、進行がんの症例を発見しています。その多くの方は手術後も来院しているのです。そこで私のできる範囲内で、術後の患者さんに大腸がんの再発予防について説明し、可能な限り、実行してもらっています。その内容は、家庭で用いる油は、すべてエキストラバージン・オリーブオイルに変更し、夕食のメインの料理は、肉か魚を交互に摂ること（こうすると1週間に21回食事するうちの、3～4回程度に肉類の摂取を抑えることが可能）。また、主食を麦ごはん（水溶性植物繊維リッチ）やライ麦パン等に変えてもらっています。これは地中海式和食といえるかもしれません。この食事を1年以上続けていただいたところ、5年以上経過を見た約200人以上の術後患者さんで大腸がんが再発した人は2人でした。これはいわゆる大腸がん術後の再発率が5年間の累積で5～7％前後といわれることと比較すると、私のクリニックでは1％前後なので低い数値と考えられます。この様な検討をそれこそ1万人平均で施行すれば、地中海式和食、エキストラバージン・オリーブオイルの有効性を証明できるのですが、まだまだ、難しいかもしれません。ただ、トライする価値はあるのです。

なお、このエキストラバージン・オリーブオイルについてですが、国内で流通する純粋なエキストラバージン・オリーブオイルの品質は2021年以降、「日本オリーブオイル公正取引協会」で規定されることになります。

＜栄養素の中でも特に葉酸が注目されている＞

野菜や果物が大腸がん予防によいと注目されるもうひとつの理由は、「葉酸」です。葉酸はビタミンB群の水溶性ビタミンで、細胞の分化に不可欠である栄養素です。この葉酸が近年、大腸がん予防に有効であるという研究報告がなされ、いっきに注目されるところとなりました。葉酸を多く摂っている人（男性）の方が、大腸がんリスクが低下するという結果が出たのです。

葉酸には、「ＤＮＡメチル化、合成および修復作用」があり、これが予防に効果的に働くという見方がされています。説明が難しいのですが、簡単にいえば、がん発症の基になる傷害された遺伝子を修復する働きがあるということです。

がんの原因は細胞を作る遺伝子の障害です。障害は活性酸素などあらゆることから起こり、健康な体でも、毎日のように遺伝子の障害は起こります。しかし、健康な体では、がん細胞の増殖を抑える抑制遺伝子も働いており、がんの発生を食い止めています。いわば、自己治癒力が増している可能性があるのです。

なお、葉酸の有効性については反論もあり、今後まだまだ多くの研究が必要でしょう。しかし、果物や野菜をたくさん摂ることは、腸内環境をよくすることにもつながります。

＜葉酸をサプリメントで摂る＞

なお、葉酸は食品ではなく、サプリメントで摂っても有効という指摘もあります。葉酸については、ハーバード大学の疫学者が、８万８７５６人の女性を対象に、葉酸の摂取と大腸がんのリスクを調べるというユニークな研究をしています。

葉酸を多く含む食品はこれ！

アスパラガス：１１４μｇ（３本60グラム中）
からし菜：１５５μｇ（１株50グラム中）
カリフラワー：56μｇ（３房60グラム中）
春菊：１１４μｇ（３株60グラム中）
日本カボチャ：48μｇ（４センチ角２切れ60グラム中）

高菜：90μg（2株50グラム中）
ブロッコリー：105μg（2房50グラム中）
ゼンマイ：105μg（5本50グラム中）
ホウレンソウ：126μg（2株60グラム中）

その結果、まず葉酸を含む食事の量が多い人では、大腸がんのリスクが中程度低下していました。しかし一方で、食事からの摂取量の多少にかかわらず、葉酸を含む総合ビタミン剤をたくさん摂っている人も、大腸がんのリスクが低下しているという成果を得たのです。具体的には、葉酸を含む総合ビタミン剤を15年以上服用していた女性では、大腸がんのリスクが75%も低下しているという結果が出ました。さらには5〜14年と服用期間が短い群でも、約20%の低下が確認されたというのです。

こうした結果を受けて、1999年に発表されたハーバードがん予防センターの「大腸がん予防のための提言」では、0・4ミリグラム（400ナノグラム）の葉酸を含むビタミン剤を、毎日飲むことをすすめています。葉酸をサプリメントで摂る場合は、できれば主治医に相談してください。信頼のおけるメーカーのものを選び、説明書きをよく読んで、適量を摂取しましょう。

＜ブロッコリーとがん予防＞

ここ数年、「スプラウト」という言葉を耳にする機会が多いと思います。スプラウトとは食べられる発芽野菜の総称のことです。がん予防になると注目され、特に発芽ブロッコリーの作用が強いといわれています。

ブロッコリーのがん予防効果の可能性が注目されるようになったのは、1990年代に入ってから。アメリカのジョンズ・ホプキンス大学のグループによる一連の研究がきっかけでした。

研究グループはまず、ブロッコリーから体内の解毒酵素を活性化する働きをもった「スルフォラファン」という化学物質を抽出しました。この物質をラットに投与したところ、発がん物質を使って人工的に誘発させたがんの発症率が低下したのです。

その後の研究で、同じブロッコリーでも、発芽して3日目ぐらいの新芽ブロッコリーに、このスルフォラファンが10～100倍多く含まれていることがわかりました。

ほかにも、ブロッコリーをはじめとするアブラナ科の野菜（キャベツやカリフラワーなど）とがんについての研究がいくつかありますが、その多くでがんのリスクが低下したという結果が出ています。

この結果の受け止め方はさまざまだと思いますが、大腸がんの予防としては、野菜や果物を摂る中で、食材のひとつとして大いに取り入れてよいと思います。

＜「野菜は大腸がんを予防しない」という調査結果に一言＞

ここまで述べてきたこととは対照的に、以前の新聞に「野菜や果物をたくさん食べても、大腸がんの予防にはつながらない」という記事が載りました。調査を行ったのは厚生労働省で、全国の40〜69歳の男女約9万人に食事や喫煙などの生活習慣に関するアンケートを実施し、1990年から約10年間追跡したというものです。この間、705人の人が大腸がんになったといいます。

この研究では、9万人を野菜や果物の摂取量別にそれぞれ4グループに分け、大腸がんの発生率を比較しています。その結果、野菜でも果物でも、もっともよく食べる群ともっとも少ない群との間で、大腸がんの発生率に差はなかったとのこと。

しかし、２０１１年の世界がん研究基金の報告では、前述のとおり非でんぷん性野菜および果物は、予防因子として限定的ではありますが、認められているのです。大腸がんのはっきりした原因はいまだ不明であり、なりやすい体質（素質因子）と食事などを含めた環境因子が合わさって起こるであろうことは、多くの専門家の一致した意見です。

さらに、大腸内視鏡検査を行う臨床医として述べておきたいのは、老廃物である便がたまりやすい直腸とS状結腸に大腸がんの70％が存在する、という事実です。老廃物を早く排出するためには、たっぷりの食物繊維が欠かせません。大腸がんのはっきりした原因がわかれば、その原因物質を取り除くことで、大腸がんを予防できる日がくるかもしれません。しかし、このような理由から、私はなるべく多くの食物繊維を摂取したほうが望ましいと確信しています。

＜肥満と発がんに関する疫学的研究＞

１９９７年に世界がん研究基金と米国がん研究機関から、がんと食生活に関する疫学的研究データの統括が報告されました。それによると肥満は、がんの危険因子であり、肥満による発症リスクの増加の可能性があるがんのひとつに大腸がんがあげられました。その後日本では、厚生労働省がん研究助成金による指定研究班「多目的コホートに基づくがん予防など健康の維持・増進に役立つエビデンスの構築に関する研究」において、肥満とがん関連に関して、９万人を10年以上追跡した結果、５０００人のがんを把握したとしています。その中で、女性はＢＭＩ値と、がんの発症は無関係でしたが、男性ではＢＭＩ値が30以上と21未満でがんの発生率が高くなる傾向があったとしています。

＜大腸がんの再発や転移を防ぐためには＞

現在増加しつつある大腸がんは、早期に発見できれば、ほぼ１００％に近く根治が可能であり、繰り返しになりますが、そのためには40歳を過ぎたら精度の高い検査である大腸内視鏡検査を定期的に受けていただくのがよいのです。

では、再発や転移の予防については、どうすべきなのでしょうか。現在、大腸がんの治療をされている方、過去に大腸がんの治療をされた方はもちろんのこと、大腸ポリープ（腺腫）の摘出をされたことがある方も、ポリープができやすい体質であることから要注意です。また、再発ががん細胞の性質によるのか、その人の体質によるのか、生活習慣の影響によるのか、詳細はまだ研究段階です。ただ、他のがんと比較すると、大腸がんが特に食事因子と大きく関わっていることは、間違いないようです。最近では、米国対がん協会が発表した「がん患者の食生活指針」がもっとも参考になるといえるのです。効果が証明されているものとしては、食品衛生（調理時の衛生）や冷蔵保存などがあげられています。そしておそらく効果があるが、証明されていないこととして、野菜と果物を増やすこと、運動量を増やすこと、ベジタリアンの食事などがあげられています。さらには、効果の可能性があるが、証明はされていないことに、肥満の場合、回復後の意図的な減量、アルコールを減らす、魚油の使用、セレンの摂取などがあげられています。

以上のことは、大腸がんにかかったことがない人でも、参考になる内容といえるでしょう。

＜大腸がん予防の食事療法のまとめ＞

アメリカは、大腸がん（がん）に対する取り組み方として、1990年代に「5 A DAY 運動」を開始しました。この内容は、がんを予防するために、「野菜や果物を食べよう」というシンプルなスローガンで、青果産業、食品業界が情報発信や啓発活動を繰り広げ、全米1800組織以上、スーパーマーケット35000店以上が参画する国民運動にまでなっていったのです。その結果、米国内では野菜や果物の摂取量が増加傾向に、また、生活習慣病やがんでの死亡率が減少傾向になりました。この当時に、がん死の中で1位だった大腸がんが2位になったのです。

「5 A DAY 運動」とは、野菜1日5皿分350グラム以上（小皿・小鉢5皿分）と果物1日200グラム（たとえば、ミカン1個にリンゴ半分で1日分）を合わせた内容なのです。

また、アメリカ国立がん研究センターでは、自然の植物中に存在する、がん抑制作用のある成分を主として、がん予防効果のある食品、約40種類以上をピックアップし、178頁に示すデザイナーフーズ・ピラミッドで上位にある食品ほど、がん予防の効果が高いと考えられています。

がん予防の食品にはビタミンA、ビタミンC、ビタミンEを含む野菜、果物、植物性油脂のほかに、機能性成分（ポリフェノール、カロテノイドなど）を含む食品があります。ポリフェノールやカロテノイドには抗酸化作用があり、体内の活性酸素を除去する作用があります。さらに、ビタミンD、カルシウム、葉酸等の摂取が大腸がんのリスクを低下させるという報告があります。

日本では、がん研究振興財団が「がんを防ぐための新12か条」を公表しています。その内容は次の通りです。

1条　たばこは吸わない
2条　他人のたばこの煙を避ける
3条　お酒はほどほどに
4条　バランスのとれた食生活を
5条　塩辛い食品は控えめに

6条　野菜や果物は不足にならないように
7条　適度に運動
8条　適切な体重維持
9条　ウイルスや細菌の感染予防と治療
10条　定期的ながん検診を
11条　身体の異常に気がついたら、すぐに受診を
12条　正しいがん情報でがんを知ることから

となっています。大腸がん予防にあてはまるものとしては3条、4条、6条、7条、8条、10条、11条、12条等と示唆され

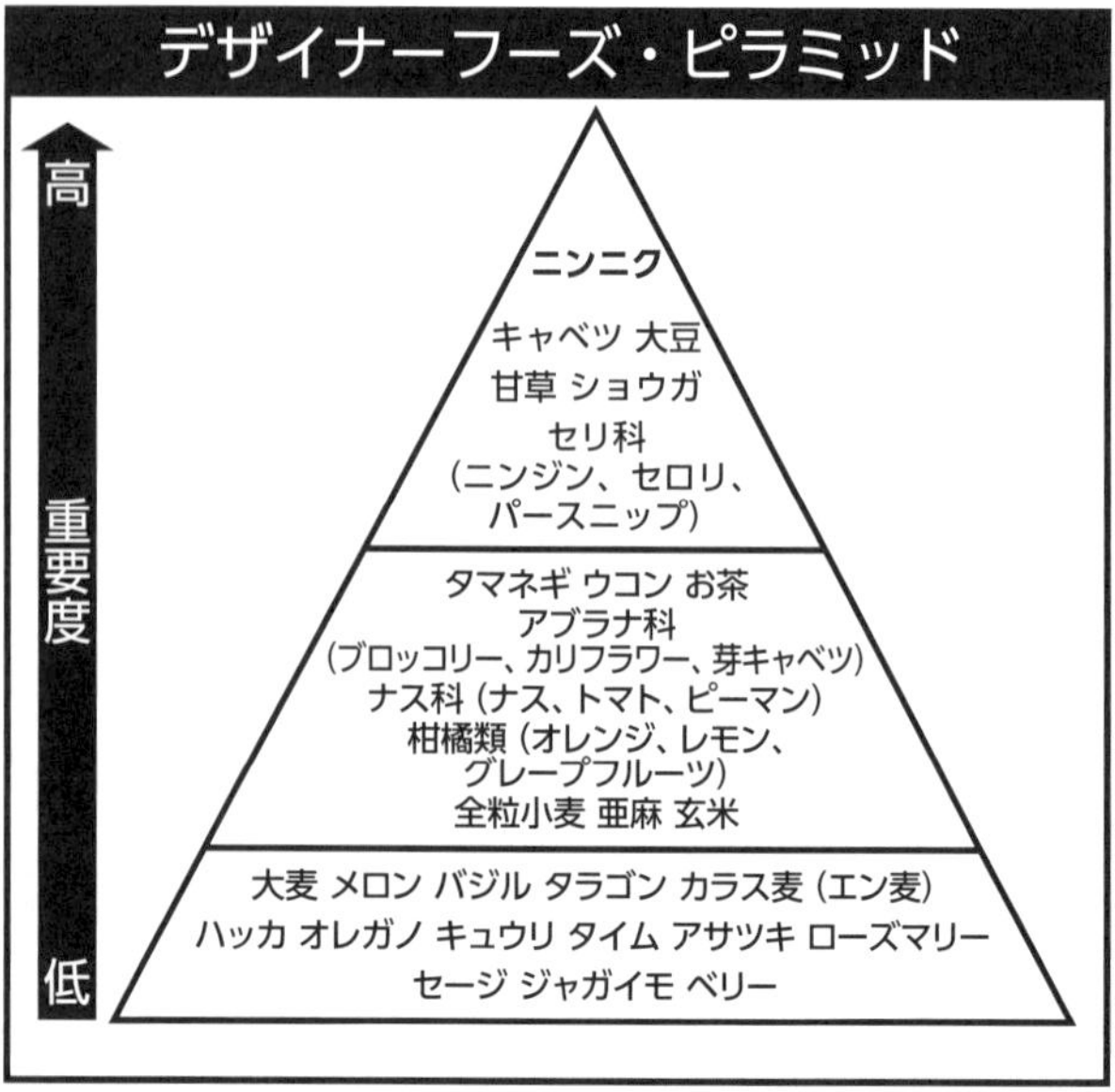

ます。
いずれにせよ、自分の体は、自分で守るしかないのです。

＜大腸がん発生確率予測シート＞

大腸がんを予防する方法は、なかなか困難なものです。国立がん研究センター、社会と健康研究センター予防研究部の笹月静氏は、大腸がん発生確率予測シートを作成しており、これは一般の人が見てもわかりやすいものなので紹介します。大腸がんのリスクに関与する、年齢、飲酒、喫煙、運動、肥満症の5つの因子から、自分の大腸がん発生がどの程度の確率であるのかを知るために有用とされています。

186頁からで示したこのスコアシートは、10万人規模の研究対象データから大腸がんとの関連が重要であることが確認された5つの因子を用いて、10年間で大腸がんを発生する確率を統計学的に算出し開発されたものだそうです。この表は、生活習慣の見直しに有効だとされています。ただし、主に男性（女性は習慣的に飲酒をする人が少なかったので、ここではスコア化されていない）

に適用だそうです。しかし、この表をチェックするだけでも、毎日の生活に注意を促すことができますし、さらには大腸がん術後の再発予防の注意点にも有用かもしれません。

（1）水溶性食物繊維
水に溶ける食物繊維で、食欲を抑えたり、便秘を解消したり、血糖値の上昇抑える効果がある。

（2）リンパ球
白血球の一種で、骨髄で生成され、リンパ節・胸腺などで分化・成熟・増殖し、免疫を担当する血液細胞。B細胞（Bリンパ球）、T細胞（Tリンパ球）、NK（ナチュラル・キラー）細胞などに分類することができる。

（3）オリゴ糖
ブドウ糖や果糖などの単糖類が2〜10個程度結合したものの総称。食物繊維と同様、腸内の余分なコレステロールや胆汁酸を吸収して排泄する働きを持つ他、ビフィズス菌などの腸内善玉菌の増加作用、血中コレステロールの減少、肝機能の向上、虫歯予防、便秘解消、血糖値の正常化作用などの効果が期待できる。

（4）フリーラジカル消去能
生体内で生じる活性酸素やフリーラジカルは、細胞や遺伝子を傷つけ、がん、生活習慣病、老化の原因となる。しかし、野菜などの食材には、これら活性酸素・フリーラジカルを消去する働きを持つ物質が含まれている。

（5）NK細胞
ナチュラル・キラー細胞。全身をパトロールしながら、がん細胞やウイルス感染細胞などを見つけ次第攻撃するリンパ球。生まれながらに備わっている体の防衛機構である自然免疫に重要な役割を担うと考えられている。

（6）インスリン
インスリンは血糖を下げる働きのあるホルモン。インスリンの作用が不足した状態になっているとき、インスリン注射で外部から補うことによって血糖を下げる。

（7）腸管蠕動亢進

グルグルと突進するような音が1分間に35回以上聞こえる場合を指す。

（8）ニトロソ化合物

ニトロソ基（-NO）のついた化合物。不安定で発がん性が強く、食品添加物の亜硝酸塩とアミノ酸から腸内細菌が作るアミンの反応によって体内で生ずる。

（9）ヒドロキシラジカル

活性酸素のひとつ。活性酸素の中でも特に高い反応性を有している。生体内における寿命は短いが、酸化力が非常に強く、脂質の連鎖的な酸化を引き起こすことで知られる。

（10）アセトアルデヒド

エタノールの最初の代謝産物で、フラッシング反応や二日酔いの原因物質。DNAやたんぱく質と結合しやすい性質を持ち、人への発がん性が疑われている。

（11）疫学的研究

地域や特定の人間集団の中で出現する、病気などの健康事象の発生頻度や要因を明らかにする科学研究。集団の特徴（年齢、性別、地域など）や、調査対象期間などを明確に規定し、発生頻度や分布を調べる。

（12）多環芳香族炭化水素

有機物の不完全燃焼や熱分解等で生成する化学物質。油、石炭、タール中の沈殿物、炭素を含む物質の不完全燃焼の副生成物で、ゴム、可塑剤、プラスチックの着色顔料に用いられている。同物質内には１００以上の化学物質が含まれ、そのうちのいくつかには発がん性、変異原性、催奇形性がある。

（13）ヘム鉄

牛肉やレバーなどの動物性の食べ物に多く含まれる鉄分。ヘム鉄以外の無機鉄を非ヘム鉄と言い、日本人が食事から摂取する鉄の85％は非ヘム鉄と言われる。非ヘム鉄よりもヘム鉄の方が比較的吸収率が高い。

（14）高中性脂肪血症

高脂血症の中でも、中性脂肪が多い状態のもの。カロリー（糖質と脂質）の摂りすぎや肥満が主な原因であると考えられている。

(15)パーキンソン病

振戦(ふるえ)、動作緩慢、筋強剛、姿勢保持障害(転びやすいこと)を主な運動症状とする病気。主に50歳以上で起こる病気で、40歳以下の場合は若年性パーキンソン病と呼んでいる。

(16)アルツハイマー病

記憶、思考、行動に問題を起こす脳の病気で、通常の老齢化あるいは精神疾患とは異なる。症状は時の経過と共に進み、最終的には死をもたらすと言われる。

(17)シクロオキシゲナーゼ

生理活性物質のプロスタグランジンの合成酵素である。人はそれぞれ異なる目的のためにCOX-1、COX-2の2種類のシクロオキシゲナーゼを持っており、COX-1は血小板、消化管、腎臓などに常時発現し、臓器の恒常性維持に必要。COX-2は炎症などで誘導され、血管拡張作用などを有する。

再発＆転移予防のために野菜中心の食事を

＜がん患者の食生活指針＞				
要因	前立腺がん	乳がん	肺がん	消化器がん（大腸がん）
食品衛生（調理時の衛生）や冷蔵保存など	A1	A1	A1	A1
治療期間中の意図的な減量（肥満の場合）	E	E	E	E
回復後の意図的な減量（肥満の場合）	B	A2	B	A3
脂肪を減らす	A3	A2	B	A3
野菜と果物を増やす	B	A3	A2	A2
運動量を増やす	A3	A2	B	A2
アルコールを減らす	B	A3	B	A3
断食療法	D	D	D	D
マクロビオティック療法	C	C	C	C
ベジタリアンの食事	A3	A3	A3	A2
亜麻仁油	B	B	B	B
魚油	B	B	B	A3
しょうが	B	B	B	B
大豆食品	C	C	B	B
お茶	B	B	B	B
ビタミンとミネラルのサプリメント	A3	B	C	B
ビタミンＥのサプリメント	A3	B	B	B
ビタミンＣのサプリメント	B	B	B	B
βカロチンのサプリメント	C	C	E	C
セレン	A3	B	A3	A3

A1　利益が証明されている
A2　おそらく利益があるが、証明されていない
A3　利益の可能性があるが、証明されていない
B　利益のリスクについて結論を出すだけの十分な知見がない
C　利益の可能性を示す知見と
　　有害な可能性を示す知見が両方ある
D　利益がないことを示す知見がある
E　有害なことを示す知見がある

【ステップ1：点数のあてはめ】	
年齢	点数
40 ～ 44	0
45 ～ 49	1
50 ～ 54	3
55 ～ 59	4
60 ～ 64	5
65 ～ 69	6
BMI（kg/㎡）	点数
25 未満	0
25 以上	1
身体活動（メッツ・時 / 日）	点数
24.7 未満	0
24.7 ～ 34.6	-1
34.7 以上	-1
飲酒習慣	点数
なし	0
時々（月に 1 ～ 3 回）	0
あり（週に 1 回以上）	1
300g/ 週未満	1
あり（週に 1 回以上）	2
300g/ 週以上	2

	単位当たりのエタノール量（g）	1 日当たりの量	毎日飲んだ場合の週当たりエタノール量（g）
日本酒（1 合 180 ㎖）	23	2 合	322
ビール（大瓶 633㎖）	23	2 本	322
ウイスキー（シングル 30㎖）	10	4 杯	280
ワイン（グラス 60㎖）	6	7 杯	294
焼酎・泡盛（原液 1 合 180㎖）	36	1 合	252

喫煙習慣	点数
なし	0
あり	1
【ステップ2：点数の合計】	
危険因子	
年齢	
BMI	
身体活動	
飲酒習慣	
喫煙習慣	
点数合計	
【ステップ3：10年間で大腸がんを発症する確率】	
点数合計	10年間における発生確率(%)
-1	0.2
0	0.3
1	0.5
2	0.7
3	0.9
4	1.3
5	1.8
6	2.4
7	3.3
8	4.6
9	5.9
10	7.4

国立がん研究センター、社会と健康研究センター予防研究部の笹月静氏の大腸がん発生確率予測シートより

7章 腸の役割

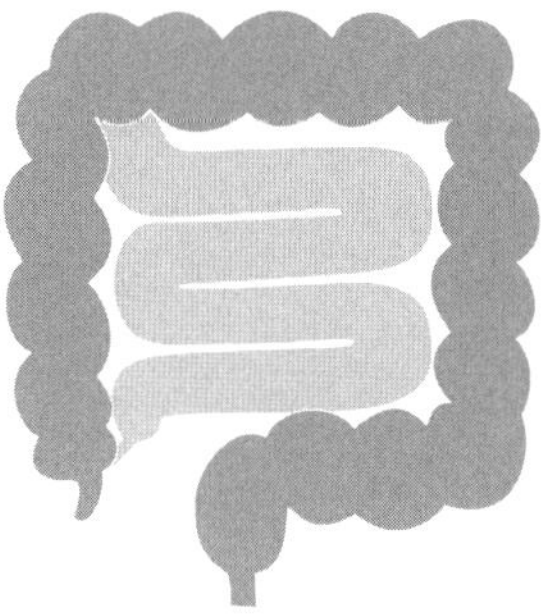

＜腸の健康には毎日の生活が大切＞

腸の健康を保つためには、大腸内視鏡検査に加えて、日々の生活が大切です。内視鏡で特に目立った病気は見つからなかったけれど、「便秘がちである」とか「下痢が多い」などの排便異常がある場合は、腸の働きに問題があると考えて、積極的に「腸をよくする生活」を心がけましょう。

なぜなら、腸の働きが悪化すると、全身の健康も悪化していく危険があるからです。つまり、「腸の働きが悪いのは、病気の一歩手前」と考えられるのです。

漢方医学の世界では、こうした状態を「未病」といい、養生を中心とした生活療法を指導します。私は漢方医ではありませんが、現代人の腸を見ていると、日ごろから腸をもっといたわることの大切さを痛感します。

この章からは腸を健康に保つための生活療法について解説していきますが、その前に、まずはいかに腸が全身の健康を支える上で大事かということを、説明していきたいと思います。

まずは、腸の働きを大きく分けると、次の４つになります。

①消化

②吸収
③排泄
④免疫

それぞれについて説明していきましょう。

＜腸の大切な働きは１に消化、２に吸収＞

消化・吸収という腸の働きは、皆さんにとっても、比較的馴染みがあるでしょう。消化・吸収は、私たちが食べたり飲んだりしたものから、生きていくための栄養素を取り込む大切な働きです。

消化・吸収にかかわる器官は、口、食道、胃、小腸。これらは１本の長い管になっていて、このうち６〜７メートルを小腸が占めています。

口から食べたり飲んだりしたものは、食道から胃に入り、そこで一部は消化されますが、大部分は消化しやすい形に砕かれて、まずは小腸に送りこまれます。

小腸は胃に近いほうから、十二指腸、空腸、回腸に分けられます。

食べ物が十二指腸へ入ると、膵臓から膵液が分泌されて、炭水化物・タンパク質・脂質に分解されます。また、胆嚢から胆汁が分泌されて、脂肪の消化を助けます。空腸と回腸は腸液を分泌し、炭水化物・タンパク質・脂質を最終的に分解し、吸収します。

食べ物は4時間くらいかけて小腸を通過し、この間におもな栄養素はほとんど吸収され、残りの食べかすが大腸に送られます。

もし、腸が健康に働かなくなると、体に必要な栄養が取り込まれなくなるため、全身の働きに支障が出てきます。手術などで絶食状態におかれると、腸の一部の機能が働かなくなり、その結果、腸の粘膜などに障害が起きやすくなります。

腸は、食べ物が定期的に入ってくるから働くのであり、また、きちんと働いてもらうためには健康な状態で動いてもらう必要があります。

そのためにも、きちんと3度の食事を摂ること、暴飲暴食で腸に負担をかけすぎないこと、腸を動かすための神経伝達物質や消化液がスムーズに分泌されるよう、ストレスを避けて十分な睡眠をとることなども大事になってきます。

腸の構造

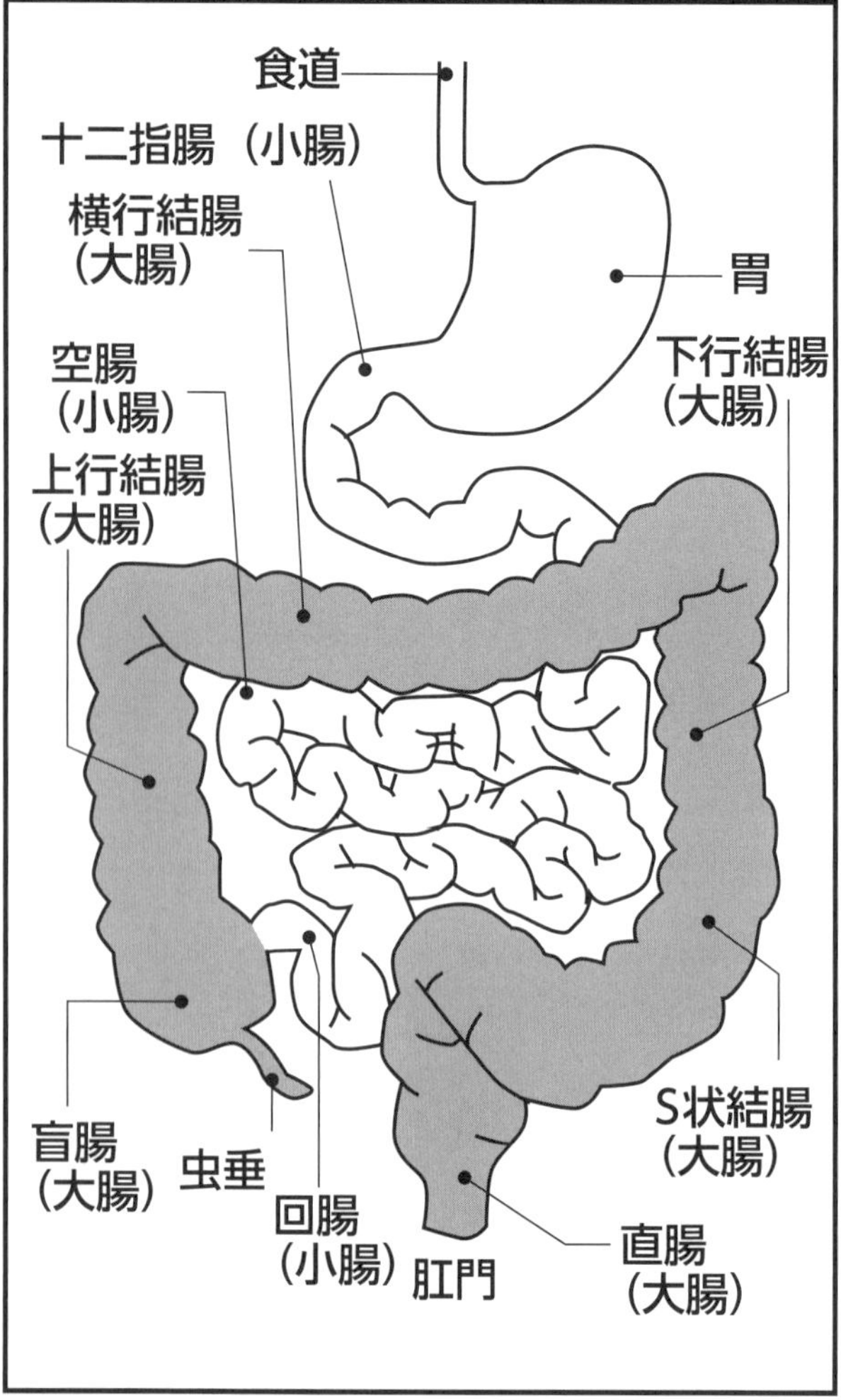
食道
十二指腸（小腸）
横行結腸
（大腸）
胃
空腸
（小腸）
下行結腸
（大腸）
上行結腸
（大腸）
S状結腸
（大腸）
盲腸
（大腸）
虫垂
回腸
（小腸）
肛門
直腸
（大腸）

＜腸の大切な働きの3つめは排泄＞

消化・吸収を担当している小腸に対し、腸の大切な働きの3つめ「排泄」を担当しているのは大腸です。

排泄には、「食べ物の栄養分と水分を吸収したあとの老廃物（食べかす）の排泄」と、「食べ物の中に含まれる有害成分や体内で生まれる毒素の排泄」の両方があります。

後者は、毒素（有害物質）を排出するという意味で「解毒」とも呼ばれます。有害物質にも2種類あって、ひとつは食品添加物や残留農薬、汚染物質など体の外から侵入するもの、もうひとつは、老廃物が長時間体内にとどまることによって発生するものです。

大腸にはこれらの有害物質が集まり、ときに相互作用を起こしながら、有害物質以外に有毒ガスや活性酸素なども溜め込んでいきます。

これを、便ごと外に出す働きをするのが大腸です。排泄のシステムがうまく働かないと、老廃物が体内にとどまることになり、それがすぐに症状としてはあらわれないとしても、いずれは不調の原因となります。

つまり、私たち人間は「排泄」という行為を通して、体の毒素を排出しているのです。この排泄がうまくいかないと、体内に有害物質がたまり、やがてさまざまな不調が起こってきます。

＜排泄機能が働かないと体に毒がたまっていく＞

便が排泄されず、便秘が続くようになると、有毒ガスなどもたまり、次第におなかの圧迫感や膨満感があらわれ（ガス腹）、下腹もポッコリ出てきます。つまり、腹部の内圧（腹圧）が上がるのです。

この状態が続くと、食後に下垂してきた胃が圧迫されて胃の内容物の逆流を招き、胸やけやゲップの原因となる「逆流性食道炎」を起こすこともあります。また、便が出ない状態が続くと新陳代謝も低下するため、脂肪が燃焼しにくくなり太りやすくもなってきます。

おなかに冷えの症状も出てきます。おそらく、血液内に有害物質が増えることで血行不良が起き、循環が悪くなることが原因でしょう。冷えが関係している肩こりや腰痛などを訴える人も少なくありません。

ニキビなどの肌荒れもしやすくなります。これは悪玉菌が増殖して腸内環境が悪化した結果、有害物質が体内をめぐることが原因と考えられます。

さらに、老廃物には、たんぱく質を分解した結果つくられるインドールやスカトール、アンモニアなどが含まれますが、これらは体臭の原因や便のにおいのもとになりますので、体臭や便のにおいがきつくなります。

もっと怖いのは肝臓への影響です。

食べ物が体内で腐敗することで発生するアンモニアは、血管を通ったあと、肝臓で分解されます。健康な人では問題ありませんが、肝硬変などで肝機能が極端に悪化している場合はアンモニアの分解が追いつかず、血液からこの有害物質が直接、脳に達して「肝性昏睡」を起こす危険もあるのです。

さらに、大腸がんの危険にもさらされるおそれがあります。

大腸がんの6～7割は、直腸とS状結腸にできることはすでにお話ししましたが、これは、「大腸がんは有害物質が長くとどまるところにできやすい」ことを示しています。

＜腸の大切な働きの４つめは免疫＞

腸の大切な働きの４番目、最後は「免疫」です。じつはこの免疫（腸管免疫といいます）が今、研究者の間で非常に注目されています。

免疫はご存じのとおり、体外から入ってきた細菌やウイルスなどの病原体から、自分の体を守るしくみです。もし免疫の働きがなければ、病気にかかりやすくなるだけでなく、病気やケガの症状も悪化してしまうでしょう。腸には、全身の免疫機能のなんと60％以上が存在し、体の中でいちばん大きな免疫系です。

その理由は、腸が外の世界とつながっているから。腸とつながる口からは、食べ物や飲み物に加えて、微生物などの異物や病原菌も入り込みます。そのため、腸が健康で、免疫が十分に働かないと、これらの異物や病原菌に対抗できず、常に病気や不調に悩まされることになってしまうのです。小さな子どもで腸の免疫が十分に機能していないような場合、アトピーなどのアレルギー反応となってあらわれることもあります。

腸の持つ高い免疫力が注目されるようになったのは、腸内細菌との関係からです。腸管内側のヒダの中には400種類余り、100兆個もの常在菌が存在しています。この常在菌は腸内環境におよぼす影響から、大きく次の3つに分けられます。

・腸の環境によく働く「善玉菌」
・悪さをする「悪玉菌」
・状況によって善玉にも悪玉にもなる「日和見菌」

腸が元気で健康ならば、善玉菌20％、悪玉菌10％、日和見菌70％というバランスを保っていますが、便秘などで腸内環境が悪くなると、悪玉菌が増えてバランスがくずれ、免疫力も低下してしまうのです。腸内細菌が住んでいるのはおもに大腸で、小腸にはほとんど菌はいません。では、小腸は免疫機能に関係ないのかというと、そうではありません。小腸管の粘膜には、腸特有のリンパ組織（免疫機能を担うリンパ球が集まる部位）があります。これは「腸管関連リンパ組織（GALT）」と呼ばれ、この容積は腸の25％にも及ぶといわれています。この腸管関連リンパ組織こそが、腸管免疫系を担っています。

腸管関連リンパ組織は、次の3つで構成されています。

①「パイエル板」と呼ばれる組織（小腸のみ）
②腸管上皮細胞と、そこに存在する上皮細胞間リンパ球（小腸・大腸に存在）
③粘膜固有層と、そこに存在する粘膜固有層リンパ球（小腸・大腸に存在）
なかでも重要なのは、小腸のパイエル板です。口から入ってきた異物や病原菌などが小腸に達すると、このパイエル板の中の免疫細胞が、病原菌を攻撃するための抗体をつくります。この抗体が病原菌をやっつけて無害化するので、体の健康は守られるのです。

腸が元気で健康であれば、病気の原因であるウイルスや細菌、あるいはがん細胞の増殖を抑えるなど、命を守る免疫システムが働きます。ところが、腸が不健康だったり、ダメージを受けていたりすると、このシステムがくずれ、ときには命をおびやかすほどの重大な事態に陥ることもあります。

わかりやすい例は、医学用語で「バクテリアル・トランスロケーション（BT）」という現象です。BTは、口から食べ物をとることができない患者に対して、体外から消化管内に通したチューブで流動食を与える処置（経管栄養）をきっかけに起こります。経管栄養を行うと、小腸や大腸をほとんど使わなくなってしまいます。このことが腸管の動きを弱め、腸管粘膜の力も弱めます。この結果、腸内細菌のうちの悪玉菌が異常増殖を起こし、これが弱まった粘膜を突き抜けて、血液などに侵入し、全身に広がるのです。悪寒や発熱、倦怠感、鈍痛、認識力の低下や血圧の低下などの炎症反応、さらには意識障害、全身に血栓が生じる多臓器不全などによる敗血症の症状が出る場合もあります。こうしたことは特別な病気にかぎらず、日常生活でも起こりえます。

きちんと食事をとらない生活はそういう意味でも危険なのです。

※大腸がんの医療施設※

今まで書いてきたとおり、大腸がんを予防するうえでは、大腸内視鏡検査を受けることが現時点では、一番なのです。しかしこの大腸内視鏡検査も、辛ければ継続的に検査を受ける気になりません。そこで、ここでは私の知っている範囲内ですが、体の負担が少なく検査を受けられる施設を紹介します。ここに紹介する施設は、全員、松島クリニックで大腸内視鏡検査のトレーニングを受けた施設です。

施設一覧（2021 年 1 月 31 日現在）

日本橋レディースクリニック
東京都中央区日本橋室町 1-5-2 東洋ビル 8 階
電話 03-3516-3150
http://nl-clinic.jp/

保健会館クリニック
東京都新宿区市谷砂土原町 1-2
電話 03-3269-1151
https://www.yobouigaku-tokyo.or.jp/hokenkaikan/

武蔵小山胃腸内視鏡クリニック
東京都品川区小山 4-13-13
https://www.msk-cl.com/

さたけクリニック
東京都大田区大森北 4-10-2
電話 03-3761-5419
http://www.satake-cl.com/

ムラタ胃腸内視鏡クリニック
東京都三鷹市下連雀 3-2-1
電話 0422-76-7747（予約専用ダイヤル）／ 0422-26-8865（お問い合わせ）
https://www.muratakai.net/

すぎさか胃腸クリニック
東京都調布市仙川 1-50-1 パール仙川Ⅲ 3 階
電話 03-5315-8858
http://www.sugisaka-clinic.com/

なかじょう内科
東京都西東京市住吉町 3-9-8 ひばりヶ丘メディカルプラザ 2 階
電話 042-438-6117
http://www.nakajo-naika.com

さとうクリニック
千葉県船橋市前原西 4-17-16
電話 047-472-1727
https://www.sato-clinic-tcs.com/

土屋外科内科医院
千葉県いすみ市大原最上台 14-5
電話 0470-62-0007
http://tsuchiyageka.or.jp/

畠山クリニック	
神奈川県横浜市港南区上大岡西 1-16-19 上大岡エントランスビル 2 階	
電話 045-848-2525	
http://hatakeyama-clinic.jp/	
井上胃腸内科クリニック	
神奈川県横浜市港北区綱島西 3-2-20 綱島別所プラザ 2 階	
電話 045-540-7754	
https://www.f-inoueclinic.jp/	
鎌倉医院	
神奈川県横須賀市野比 2-29-22	
電話 046-848-1896	
篠ノ井鈴木医院	
長野県長野市里島 88	
電話 026-261-1515	
かんやまクリニック	
大阪府門真市末広町 1-11	
電話 06-6780-3600	
https://kanyama-clinic.net/	
礒崎医院	
兵庫県川西市南花屋敷 4-6-16	
電話 050-5533-3698（予約専用ダイヤル）／ 072-759-7938（お問い合わせ）	
https://www.saki-clinic.com	
豊永医院	
福岡県飯塚市吉原町 1-9	
電話 0948-22-5423	
http://www.toyonaga.org/	
松島クリニック	
神奈川県横浜市西区伊勢町 3-138	
電話 045-241-7311	
http://www.matsushima-hp.or.jp/clinic/	
松島クリニック汐留	
東京都港区海岸 1-1-1 アクティ汐留 2 階	
電話 03-3437-7311	
http://www.matsushima-hp.or.jp/shiodome/	
松生クリニック	
東京都立川市羽衣町 2-12-27	
電話 042-522-7713	
https://matsuikeclinic.com/	

あとがき

本書は「大腸がんになった人がすぐに読む本」というコンセプトのもとに書いていています。つまり、大腸がんと診断を受けた方が、あわてずに大腸がんに関する情報の多くを知る事を目的としています。

現在は新型コロナウイルス感染症で、なかなかがん検診を受ける機会も減少しつつあるように思われます。

日本対がん協会会長で、元国立がんセンター総長である垣添忠生先生の「対がん協会報」での2020年10月1日に提示されたメッセージでは、「(対がん協会の）グループ支部の4月、5月のがん検診受診者はほぼゼロに近かった。最近はやや回復しているが、通年で概略計算すると、本来発見されるべきがんが4000人~5000人、発見されないままでいることになる。今後、残念ながら進行がんで発見される人も増えるのではないかと大変懸念している」と述べています。このなかには、多くの大腸がんに罹患している人も含まれていると考えられます。コロナ禍において静かにがんになる人、がんで亡くなる人は増加しているのです。現在年間約100万人の人ががんとなり、約38万人が亡くなり、そのなかで大腸がんの人が5万人超も亡くなっているのです。新型コロナウイルス感染症が収束しても、がんは収束しないのです。この意味から、増加の一途をたどっている大腸がんについて書かせていただいたことは、大腸内視鏡検査を毎日行う消化器内科医としてたいへんありがたかったと思います。

本書は、株式会社マイクロマガジン社の前社長でいらっしゃる武内静夫様、及び前編集部長である髙田泰治様、現在担当していただいている岡野信彦様の御厚意で完成したものです。とくに前社長武内様には、すみからすみまで読んでいただき、一般の読者目線で必要な部分を加えることに関して、御助言をいただきました。この場をかりて御三方に厚く御礼申しあげます。

松生クリニック院長　松生恒夫

参考文献

・国立がん研究センター最新がん統計
・厚生労働省オープンデータ
・世界がん研究基金総括報告書
・世界がん研究基金によるがん予防のための提言（２０１１年度版）
・世界がん研究基金／米国がん研究機関「食品・栄養・身体活動と大腸癌」（２０１１年）
・Nature Medicine
・研究会癌予防指針検討委員会「生活習慣と主要部位の癌」（九州大学出版会１９９８年）
・Bloom field HE, etal：Effects on health outcomes of Mediterranean diet with no restriction on fat intake：a systematic review and meta-analysis. Ann Intern Med １６５（７）：４９１~５００ ２０１６）
・Mol, Nutr, Food Res（53：８９７~９０３ ２００９）

・エキストラバージンオリーブオイルのフェノール化合物：消化管における吸収、消化および生物活（Toxicol,Indust,Health25: 285〜293　2009）
・Jarvien,H.J.etal Controlled 15-year trial on screening for colorectal cancer in families with hereditary nonpolyposis colorectal cancer Gastro enterology 118：829〜834　2000
・山地裕、岡本真、川辺隆夫、他：便潜血反応による大腸がんのスクリーニングの意義 臨床成人病30（6）：719〜724　2000）
・「大腸癌治療ガイドライン2016年版」金原出版（2016年）
・「大腸がん予防のための提言」ハーバードがん予防センター（1999年）
・西野晴夫、鈴木康元、松生恒夫「内視鏡の名医が教える大腸健康法」二見書房（2019年）

大腸がんになった人がすぐ読む本
～腸の名医が教える不安をなくす治療の知識

２０２１年3月18日　第1版　第1刷発行

著　者　松生恒夫
発行人　子安喜美子
発行所　株式会社マイクロマガジン社
〒１０４－００４１　東京都中央区新富１－３－７ヨドコウビル
ＴＥＬ　０３－３２０６－１６４１
ＦＡＸ　０３－３５５１－１２０８（販売営業部）
ＴＥＬ　０３－３５５１－９５６４
ＦＡＸ　０３－３５５１－０３５３（編　集　部）
https://micromagazine.net/
編　集　岡野信彦／髙田泰治
装　丁　板東典子
印　刷　図書印刷株式会社

※定価はカバーに記載してあります
※落丁・乱丁本はご面倒ですが小社営業部宛にご送付ください。送料は小社負担にてお取替えいたします

※本書の内容は２０２１年1月31日現在の状況で制作したものです

2021 Printed in Japan　ISBN　978-4-86716-115-9 C0247